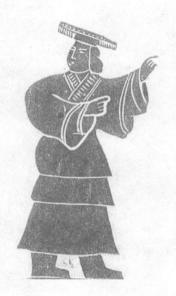

中医非物质文化遗产临床经典读本

杂症会心录

清·汪文绮 著

侯如艳 校注

中国医药科技出版社

图书在版编目（CIP）数据

杂症会心录/（清）汪文绮著；侯如艳校注.—北京：中国医药科技出版社，

2011. 1

（中医非物质文化遗产临床经典读本）

ISBN 978－7－5067－4765－3

Ⅰ.①杂…　Ⅱ.①王…②侯…　Ⅲ.①中医学临床－经验－中国－清代

Ⅳ.①R249.49

中国版本图书馆 CIP 数据核字（2010）第 178571 号

版式设计　　郭小平

出版　中国医药科技出版社

地址　北京市海淀区文慧园北路甲 22 号

邮编　100082

电话　发行：010－62227427　邮购：010－62236938

网址　www. cmstp. com

规格　710×1020mm $^{1}/_{16}$

印张　7 $^{1}/_{4}$

字数　72 千字

版次　2011 年 1 月第 1 版

印次　2024 年 7 月第 5 次印刷

印刷　北京印刷集团有限责任公司

经销　全国各地新华书店

书号　ISBN 978－7－5067－4765－3

定价　16.00 元

本社图书如存在印装质量问题请与本社联系调换

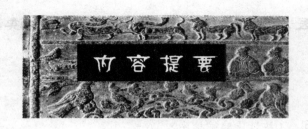

内容提要

　　《杂症会心录》为清代医家汪文绮晚年所著，成书于乾隆十九年（1754年）。全书分上、下 2 卷及妇人杂症，包括 3 篇医学总论，即魂魄论、审虚实、知生死；其余 50 余篇分别论述了内科、妇科杂症症状、诊断与治疗等方面的内容，各论后间附有作者及其门人的按语或校后语及医案。

　　该书是作者研究古典医籍心得及临床经验总结的汇辑，全书辨证析因细致，不乏独特见解，是一部较好的中医临床综合著作。在该部著作中，著者讲求读书求理，深思求意，对于古人的学术经验则强调"明其理而不必泥其间，会其神而不必袭其迹"，这种读书治学的方法对今人如何更好地学习和运用中医具有一定的指导意义。1936 年，浙江裘吉生将此书辑入《珍本医书集成》第 6 册中。

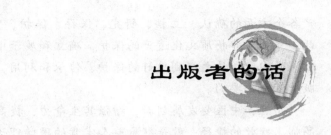

出版者的话

　　中华医学源远流长，博大精深。早在两汉时期，中医就具备了系统的理论与实践，这种系统性主要体现在中医学自身的完整性及其赖以存续环境的不可分割性。在《史记·扁鹊仓公列传》中就明确记载了理论指导实践的重要作用。在中医学的发展过程中，累积起来的每一类知识如医经、方剂、本草、针灸、养生等都是自成系统的。其延续与发展也必须依赖特定的社会人文、生态环境等，特殊的人文文化与生态环境正是构成中医学地域性特征的内在因素，这点突出体现在运用"天人合一"、"阴阳五行"解释生命与疾病现象。

　　但是，随着经济全球化趋势的加强和现代化进程的加快，我国的文化生态发生了巨大变化，中国的传统医学同许多传统文化一样，受到了严重冲击。许多传统疗法濒临消亡，大量有历史、文化价值的珍贵医药文物与文献资料由于维护、保管不善，遭到损毁或流失。同时，对传统医药知识随意滥用、过度开发、不当占有的现象时有发生，形势日益严峻。我国政府充分意识到了这种全球化对本民族文化造成的冲击，积极推动非物质文化遗产保护。2005年《国务院办公厅关于加强我国非物质文化遗产保护工作的意见》指出："我国非物质文化遗产所蕴含的中华民族特有的精神价值、思维方式、想象力和文化意识，是维护我国文化身份和文化主权的基本依据。"

　　中医药是中华民族优秀传统文化的代表，是国家非物质文化遗产保护的重要内容。中医古籍是中医非物质文化遗产最主要的载体。杨牧之先生在《新中国古籍整理出版工作的回顾与展望》一文中说："古代典籍是一个民族历史文化的重要载体，传世古籍历经劫难而卓然不灭，必定是文献典籍所蕴含精神足以自传。……我们不能将古籍整理出版事业仅仅局限于一个文化产业的位置，要将它放到继承祖国优秀文化传统、弘扬中华民族精神、建设有中国特色的社会主义的高度来认识，从中华民族的文化传统和社会主义精神文明建设的矛盾统一关系中去理解。"《保护非物质文化遗产公约》指出要"采取措施，确保非物质文化遗产的生命力，包括这种遗产各个方面的确认、立档、研究、保存、保护、宣传、承传和振兴"。因此，立足于非物质文化遗产的保护，确立和展示中医非物质文化遗产博大精深的内容，使之得到更好的保护、传承和利用，对中医古籍进行整理出版是十分必要的。

而且，中医要发展创新，增强其生命力，提高临床疗效是关键。而提高临床疗效的捷径，就是继承前人宝贵的医学理论和丰富的临床经验。在中医学中，经典之所以不朽是因其经过了千百年临床实践的证明。经典所阐述的医学原理和诊疗原则，已成为后世医学的常规和典范，也是学习和研究医学的必由门径，通过熟读经典可以启迪和拓宽治疗疾病的思路，提高临床治疗的效果。纵观古今，大凡著名的临床家，无不是在熟读古籍，继承前人理论和经验的基础上成为一代宗师的。因此，"读经典做临床"具有重要的现实意义。

意识到此种危机与责任，我社于2008年始，组织全国中医权威专家与中医文献研究的权威机构推荐论证，按照"中医非物质文化遗产"分类原则组织整理了本套丛书。本套丛书包括《中医非物质文化遗产临床经典读本》（70种）与《中医非物质文化遗产临床经典名著》（30种）两个系列，共100个品种。其所选书目精当，涵盖了大量为历代医家推崇、尊为必读的经典著作，也包括近年来越来越受关注的，对临床具有很好指导价值的近代经典作品。

本次整理突出了以下特点：①力求准确：每种医籍均由专家遴选精善底本，加以严谨校勘，为读者提供准确的原文。②服务于临床：在书目选择上重点选取了历代对临床具有重要指导价值的作品。③紧密围绕中医非物质文化遗产这一主题，选取和挖掘了很多记载中医独特疗法的作品，尽量保持原文风貌，使读者能够读到原汁原味的中医经典医籍。

期望本套丛书的出版，能够真正起到构筑基础、指导临床的作用，并为中国乃至世界，留下广泛认同，可供交流，便于查阅利用的中医经典文化。

本套丛书在整理过程中，得到了作为本书学术顾问的各位专家学者的指导和帮助，在此表示衷心的感谢。本次整理历经数年，几经修改，然疏漏之处在所难免，敬请指正。

中国医药科技出版社
2010年12月

校注说明

《杂症会心录》为清代医家汪文绮晚年所著，成书于清乾隆十九年（1754年）。汪文绮，字蕴谷，安徽休宁县海阳镇人，为新安医学"固本培元派"代表人物之一。出身于中医世家，幼承家学，自幼研读《内经》及历代各家著作，尤其推崇张景岳的学说，治病强调扶阳抑阴，在医理、临床方面均多有建树。他生平"好读书，博涉如举子业，尤喜为诗"。其著作除《杂症会心录》外，另有《脉学注释汇参证治》刻本刊行于世。

《杂症会心录》全书分上、下2卷及妇人杂症，包括3篇医学总论，其余50余篇分别论述了内科、妇科杂症症状、诊断与治疗等方面的内容，各论后间附有作者及其门人的按语或校后语及医案。在各论中，作者十分注重推求病因病机，将古典医籍学习心得与自身临床经验相结合，辨证析因细致且不乏独特见解，是一部较好的中医临床综合著作。

据《中国中医古籍总目》记载，《杂症会心录》现存清乾隆二十年乙亥（1755年）牵川自余堂刻本，清乾隆二十年乙亥（1755年）海阳程世法刻本清同治抄本等。本次校勘整理，以中国中医科学院图书馆馆藏的清乾隆二十年乙亥（1755年）牵川自余堂刻本为底本，以清乾隆二十年乙亥（1755年）海阳程世法刻本为校本。底本、参校本均保存完好，字迹工整。校勘体例如下。

一、凡底本与校本内容不同，而底本较优者，不改不注；凡底本与校本内容不同，且内容难定优劣者，出具校语，不改原文；凡底本与校本内容不同，而校本优于底本者，径改原文，出具校语。

二、本书采用横排，简体，现代标点。版式变更造成的文字含义变化，如"右、左"改作"上、下"，径改，不出注。

三、底本中医名词术语用字与今通行者不同之处，一般改用通行之名，如"藏"改作"脏"等。但仍保留了特定含义的专有术语，不依上例做统一改动，如"藏象"不改作"脏象"

四、凡底本中的通假字、异体字、俗写字，均径改作正体字，如"止"改作"只"、"於"改作"于"等。若原文为冷僻字而未经规范简化者，则保留原文不予校改。

五、底本中的双行小字，今统一改为单行，字号较正文小一号。

由于校注者水平有限，加之时间仓促，错误之处在所难免，恳请读者不吝斧正。

校注者
2010 年 5 月

序 一

　　盖闻《物理论》云：医者非仁爱不可托，非聪明理达不可任。故曰与其自任，无宁执方；与其执方，无宁穷理。必宣畅旁通，达幽阐微，知天地万物之故，明性命精微之旨，然后随气用巧，意在筌蹄之外，而神存心手之间，固非胶柱鼓瑟，师心袭貌者，所能庶几也。余叔蕴谷先生，赋资聪敏，幼年博综典籍，喜读书穷理，继承先业，不薪仕进，酬应之暇，独寄意于诗，触景兴怀，托于咏歌，以写其自得之趣，盖其天性然也。其后本业日精，声名日盛，方之所剖，剂之所投，若行所无事者。而远近之人，争奔走恐后焉。居平篮舆远出，片帆遥指，延请之家，相望于道，而余叔闲适自如，手挥目送，于山川云物，草木之美，禽兽之观，绘声抚状，莫不争现于青囊药笼，间归而录之于集，方隐几乐其所得，而卧者起，瘥者愈，神明感叹于其侧已，诵其功于巍乎莫及。嘻嘻！余叔之于医，何若是之大远乎俗，而调达其性情，洞见其癥结，曲尽其原本哉！吾闻夫昔人诗之为教，通志气，格神人，导斯民于中正和平，登之仁寿，以抒其烟郁隐伏，盖亦有天事焉。今余叔之于医，殚精竭虑，于寒暖燥湿，结蓄沉滞，七表八里，三焦六脉之道，剖析通微，一如四声五音，歌吟啸呼，写人情之难言，宣人性之至乐，无有隐显，远迩莫不神而明之，以臻其至。此诗之进而益工，愈可知医之独有千古也，又何

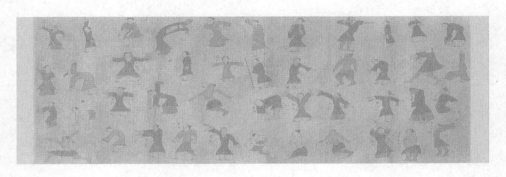

1

疑哉？甲戌冬，余请假归省，今春访余叔于牡丹药栏之侧，把盏叙话，快读近日诗歌，为之神怡心醉，既而出《杂症会心录》一编相示，牢笼百家，匠心独运，盖举平昔读书穷理之功，与夫阅历参稽之验，毕露于卷帙中，其本仁爱之心，发为不可磨灭之论，辞达理举，于以信今而传后也，岂非不朽盛业哉？爰叙厥巅末，以见余叔之学，原原本本，其来有自，而非庸耳俗目所克窥见万一云尔。

时乾隆二十年岁在乙亥秋七月立秋日愚姪存宽拜手谨序

序 二

  方书之传尚矣，《灵》、《素》最先。其文字高古简质，人苦难读，然苞孕万千，要医门鼻祖也。后世如华元化、徐之才，皆称善医，然未有书，即书或不传，惟沈存中、张仲景有所著，然非罄心眇虑，未易窥其奥窔。自《千金》、《本事》、《三因》以下诸书，可类推也。海阳汪君蕴谷，夙精岐黄，求者填门限，几与书家智永等。一日诣予请曰：今日医良伙哉，然家扁人仓，实无所谓医也。夫舍脉是离中星谈天也，舍证是堪舆而释山水也，实无所谓医也。仆不揣固陋，承先父兄业，阅寒暑昕，钐研精久，恍然窃若有以窥其肯綮者，因著《杂症会心录》一编，幸先生为我序之。予视其书，明晰甚，如辨头痛之内外，中风之别是非，产前后有异，体之虚实不同，详哉其言之。而尤于证脉三致意焉，昔人谓庞安常《伤寒论》，能与伤寒说话，君殆亦有然乎？余虽不知医，窃谓君是书足以蛾述《灵》、《素》，羽翼华、徐，而为《千金》诸书津梁也。医门得此，庶无扣盘扪烛之见矣。君虽隐于医，然好读书，博涉如举子业，尤喜为诗，每过予，必袖以示多佳者，萧然有意于刀圭之外也。其尊公约斋翁，暨兄广期，皆夙以医鸣盖世，而宿其业者。故言皆信有征云。

乾隆二十年乙亥孟冬月史官吴以镇顿首拜撰

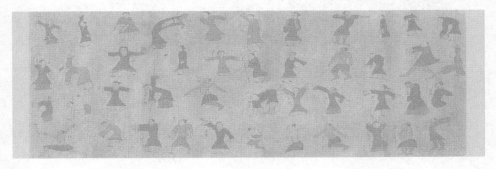

序 三

　　医学之有传书，自张长沙《伤寒论》始，嗣经东垣、河间、丹溪，号为四家，历代纂述，不啻汗牛充栋焉。近惟张景岳，综百氏，分八阵，厥指祖大易扶阳抑阴，可谓彻天人之秘，洞性命之原矣。其书洋洋洒洒，不下数十万言，然其中条分缕析，间有引而不发，以待后学之体会者，苟非神而明之，变而通之，则寒热虚实，表里阴阳，鲜有不误人于反掌者。余见今之业斯术者，根柢既荒，阅历复浅，徒摭《药性》、《汤头》，便署壶天自负，临病议方而不议症，知药而不知脉，以至疾中膏肓。虽有善者，亦无如之何矣。呜呼！不死于病，而死于医，此庸医杀人，所以甚于挺刃也。若吾邑蕴谷汪君者，其十洲尊公，暨广期伯兄，皆以名医世其家。先生丕承家学，上溯《灵》、《素》诸经，靡不淹贯，尤于《景岳全书》，窥其秘钥，观其会通，故每治一病，必凭脉辨症，有症同而药异者，有症异而药同者，莫不应手取效。余尝疑而问之，先生曰：是乌可执一论也。夫见症虽同，体有寒热虚实之别，脉有洪细迟数之殊，则用药不得不异。至见症本异，有阴虚阳虚，其法定当补益者；脉实症实，其法定宜攻下者，则用药概从乎同，此又万不可任臆变动者也。用是知先生师前贤之书，而不泥其迹；体前贤之旨，而更通其权。诚有如秦越人之洞见五脏癥结者，岂时流所能望其项背哉？且先生于贫乏家，

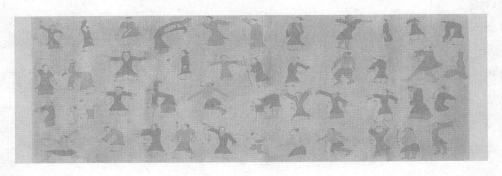

症有必须参考，则解囊而赠之，岁不仅一二见，其用心之仁如此。兹《会心录》一书，乃先生数十年考索精研，施投应验，笔之书以授其及门，余受而观之，甚乐夫后学之有津梁也。急请付诸剞劂，以广其传，俾与景岳前后相辉映，天下之读是书者，益知折衷于一，庶不致以学医费人，贻讥当世云尔。

时乾隆十有九年岁次甲戌小春月上浣之吉春同学教弟程世法拜撰

自 叙

医者，意也。不得其意，则虽博极群书，而于医茫然莫辨；得其意，则守古法而非苟同，变古法而非立异，引伸触类，起斯人于阽危，跻生民于寿域也。余家世业岐黄，甫龆龄，即留心活人术，自《灵》、《素》、《内》、《难》，以迄张、朱、刘、李，亦既博闻强记矣。然往往见夫读古人书，遵法奉行，卒多不验，非古人之欺我也，盖气运不齐，方隅各异，禀赋悬殊，嗜好有别，后之人诵其词而不能通其意，是以投剂寡效耳。余自顾樗栎，岂能超出古人之范围？第阅历之余，尝与伯兄广期，审脉论证，窃慨世之业此者，徒资残编断简，謷謷而谈，以欺世盗名，无怪乎坐而言者，不能起而行。于是酌古准今，凡夫外感内伤，务求至当，明其理而不必泥其词，会其神而不必袭其迹，著论若干首，寒必明其所以寒，热必明其所以热，虚实必明其所以虚实，且真中有假，假中有真，无不推详曲尽，岂敢自矜度越前贤哉？诚以书不尽言，言不尽意，古人不能以意告今人，今人当以意会古人也。苏子云：药虽进于医手，方多传于古人，苟无所本于前，安能有所述于后？然而善师者不阵，得鱼者忘筌，得心应手，不违乎法而不拘乎法也。古人有知，应许我为知心，又何必胶柱鼓瑟，而后为善医哉？夫子云：蓍之德圆而神，卦之德方以智，方智之中，具有圆神之妙，故曰《会心录》。

时乾隆十九年岁次甲戌春王月上元之吉休宁汪文绮蕴谷氏识

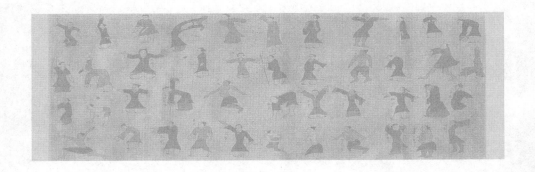

目录

目录

上 卷

魂魄论

朱子云：死则谓之魂魄，生则谓之精气，天地公共的谓之鬼神。魂者阳之神，魄者阴之神，所谓神者，以其主乎形气也，故言魂魄，而神即在其中。人之形骸，魄也；形骸而能运动，亦魄也。梦寐变幻，魂也。聪慧灵通，神也。分而言之，气足则生魂，魂为阳神；精足则生魄，魄为阴神。合而言之，精气交，魂魄聚，其中藏有真神焉，主于心，而虚灵不昧，聪明知觉者也。若精气衰，魂魄弱，真神渐昏，何也？本体常明，因气血衰败，则少生动之机，而神无所辅助，故本来面目敛矣。譬之于灯，油与灯草即魄也，火即魂也，光芒四射即神也，油干火暗，光芒隐，魂之阳神、魄之阴神、中之真神皆散，仅存灯中之草，草即死魄耳。譬之于炉，灰炭即魄也，火即魂也，火之焰即神也。炭烬火熄焰灭，魂之阳神、魄之阴神、中之真神皆散，灰即死魄耳。人死躯壳存，亦死魄而已矣。但此真神与天地同休，如灯之光，炉之焰，人以为灭也，而不知灯复添油，炉复加炭，火焰依然，是灭者有相，而不灭者无相也。人死神无躯壳依附，魂魄无神依附，皆脱出虚空，魂魄犹有相，空则无主而飞散，散则莫知所之矣。神则绝无相，空亦无主，然散而实不散，不灵而灵机犹在，必借生人之气血藏之。魂魄生而灵机动，是与灯中之光，炉中之焰无异矣。不观小儿初生，亦一魄乎，形体未充，魄未壮也。无梦寐变幻，魂未聚也；无聪慧灵通，

1

神未明也。精气盛，魄则壮矣，魂则聚矣，神则灵矣。《内经》曰：精者身之本。又曰：气内为实，人可不自爱惜哉？是以道家以精气为宝，借有形气血，而养无形之神。释家以自性不灭是宝，不以气血迷吾之性。性本空虚，无来无去，明心即见性。吾谓道家著实工夫，释家从空会悟，明乎此，不第知魂随神而往来，魄并精而出入，而生死机关，可以心会，作佛修仙，亦不外是矣。

魂魄之义，自大易有精气为物，游魂为变之言以后，经传诸儒，各有议论发明。兹篇前段深合圣贤之理，后幅能阐道释之微。

审虚实

经曰：五实死，五虚死，虚者固难补救，而实者亦多丧命。医家详辨之，庶虚实不致混淆，而投剂立效矣。盖外感之实，邪气实也，实中有真虚，正不胜邪，邪乘虚而内陷也。内伤之虚，根本虚也，虚中有假实，火热为害，灼津液而耗血也。如伤寒有虚实矣，病在阳者多实，病在阴者多虚；腹痛有虚实矣，痛而拒按者多实，痛而喜按者多虚；咳嗽有虚实矣，鼻塞声重者多实，痰血潮热者多虚。虚实二字，乃诸症之大纲，举三者而千万症之虚实，亦了然于心目之间也。故凡风寒暑湿燥火之邪，或在表，或在里，或在腑，必有所居而直指之，邪之实也。若无六淫之邪而为病者，则惟情欲以伤内，劳倦以伤外，非实似实，及细审之，乃症之虚也。实实虚虚，安可不明其义耶？夫世人之病，百不一实，而世间之医，百不一补，以新病为实似矣，而久病亦以为实也。以补不效为实似矣，而表散不应，犹以为实也。以外症为实似矣，而脉象空虚亦以为实也。是实而误补邪增，尚可解救；虚而误攻气散，不可救药。喜攻恶补之弊，其何以挽回哉？且实症易医，虚症难疗，真实易认，假实难辨。设内症寒热面赤，舌干口苦，牙宣鼻衄，头痛心烦，大小便不利，脉来数大，或弦细急数，当此之际，莫不以芩连知柏之属清火为先，岂知阴不维阳，内脏水亏，无根之焰不敛，病势危笃。明者急投六味汤壮水之主，八味汤益火之源，俾阴液生而阳火藏，精气回而坎离交，庶可有救也。设外症壮热不退，口渴不饮，烦燥不宁，大便不解，舌黑如墨，小便如血，两脉虚数，或沉细而数，当此之时，莫不以白虎承气汤为治，岂知阴盛格阳，内真寒而外现假热，危在顷刻。明者急用附子理中汤，或人参八味汤之属，反佐从治，俾虚阳敛而阴寒现，真元复而外邪退，方可得生。又有二三候后潮热肌瘦，人倦怯力，胸闷少食，口渴引饮，小便赤涩，大便秘结，不能起立，斯时莫不以病久大虚拟之。及诊两脉，沉细有力而数，明者速进承气汤一剂，大便通而邪解，精神旺而火除，庶可无虞也。不然，一匕之投，误人不浅。书不云乎：至虚有盛候，大实有羸状。真假之别，非诊脉之精，历症之熟，未易窥其虚实。虚者用参芪而安，实者用膏连而起。视夫以实为虚，以虚为实者，不啻霄壤之隔矣。

病有虚实，有真假，洗发至此，可谓发前贤未发之秘。

附子理中汤

人参三钱　白术三钱，炒　炮姜三钱　川附子三钱　甘草三钱，炙　每服八钱，水煎服。

人参八味汤

熟地三钱　山药三钱，炒　茯苓一钱五分　人参一钱五分　丹皮一钱　山萸肉一钱　川附子一钱　肉桂一钱　泽泻五分

承气汤

大黄四两　芒硝三合　厚朴半斤　枳实五枚

上用水一斗，先煮厚朴、枳实，取五升，去渣。再入大黄，煮取二升，去渣，内芒硝，更上微火煮一二沸，候温之。得下即止，不必尽剂。

六味汤 见眩晕

八味汤 见眩晕

知生死

今夫气聚则生，气散则死，人生所赖，惟此气也。医寄死生，责任最重，若平日不能讲究精微，临症而吉凶莫辨，岂足谓之医耶。经曰：阴精所奉其人寿，阳精所降其人夭。是精能生气，气能生神，古人言之凿凿，余亦何容哓哓。第生死机关，极难确认，新久轻重，更难分别。即以暴吐而死者，先言之平日无恙，忽然呕吐，愈吐愈甚，点水不入，入则反出，大汗如雨，神识昏聩，手足厥冷，脉如悬丝，此脾胃本亏，孤阳离根，由胃而上，大吐不已，胃气暴绝矣。有呕血斗余，或鲜或瘀，倾囊而出，冷汗如雨，手足如冰，元气暴绝矣。有咳血如泉，急冲而上，内挟血块，其大如拳，壅塞喉窍，吞之而上，逆之血又至，咯之而结块之血不出，气道不通，真气暴绝矣。有忽然泄泻，昼夜不下数百行，饮食入口，随即吐出，或已入胃，随即泻下，大汗气促，神色改变，两脉全无，脾肾暴绝矣。有忽然头痛，渐不可忍，目定神昏，手足抽掣，谵语厥冷，脉非沉细如丝，即数大无伦，此平素精血内亏，肾中之虚阳直逆巅顶，阳气暴绝矣。有房室之后，阴寒乘虚直中，小腹急痛不可耐，呕酸苦味，喜曲喜按，渐致指甲青黑，手冷如冰，冷汗如雨，真阴真阳暴绝矣。有忽然卒中，五绝皆见，肾元败而阴阳离，两手无脉，大汗出而暴绝矣。有感受时令，二三日间，即传厥、少两经，神昏目定，抽掣谵语，舌黑冷汗，正气为邪所耗，阴液灼尽，五脏六腑暴绝矣。若久病而生者，何以见之？如咳嗽、吐血、寒热等症，脉尚未数，饮食未减，河车丸进，久服不辍，加之心静神藏，善于内养，或半载，或一载，阴液渐回，诸症渐退，久病而生矣。腹胀如鼓，两足及面皆浮，病在脾肾，尚未传肺而变喘咳，惟口渴面赤，大便秘，脉数大，病在阴亏，宜壮水之主；如手足冷，大便泻，脉细迟，病在阳亏，宜益火之源。服药两百日不断，兼之养气吞津，久病而生矣。痛痹在床，手足红肿，叫喊不休，食饮减少，半载不能步履，或滋阴养血，或阴阳两补，参地归杞，久久服之，痛除肿消，久病而生矣。三阴疟疾，延缠不已，或变阴虚而咳嗽，或变阳虚而浮肿，壮水益火，补脾生血，归地参芪，河车鹿茸，合宜而用之，久病而生矣。妇人崩漏，淋漓不止，日久面黄气浮，手足亦肿，腹中亦胀，饮食亦少，大便亦薄，脉息亦细，重进参芪，多投归地，却虑静养，久病而生矣。以上数条，此其大略也。神而明之，因此可以识彼，是在医者自勉之而已矣。虽然，医之而生者，病有元气也；医之而不能生者，脉无胃气也；病可医而终于不能医者，医伐其气也。人生之所赖惟此气而已，彼精之与神，不又即是而可推哉！

前提后束，中分二段，生死之机，了无遗义。

河车丸

河车一具用甘草煎汤泡洗　人参一两，焙研　山药四两，人乳拌蒸晒　茯苓三两，人乳拌蒸晒

上为末，用黑枣十二两，煮烂去皮核，捣为丸，每早开水下四钱。

活命汤　治暴吐欲绝，急以此汤浓煎，徐徐饮之。随吐随饮。

人参一钱或二三钱　炙甘草一钱　制附子一钱　炮姜一钱

加炒陈米一撮，水煎服。

救元饮　治呕血斗余，鲜瘀并出，急用此饮。

白术二钱，土炒　人参二钱，多加亦可　炙甘草一钱五分　炮姜

一钱五分　黄芪三分，炙　当归三钱，酒炒

水煎服。

生脉散　治咳血，真气暴绝，急用此饮。

麦冬三钱　五味子五分　人参二钱

加童便一杯，水煎服。

附子理中汤审虚实　治忽然泄泻，不下数百行，饮食即吐。

八味地黄汤见中风　治忽然头痛，渐不可忍，目定神昏等症。

六味回阳煎　治房室之后，阴寒乘虚直中小腹等症。

熟地三钱　人参二钱　制附子一钱　白术一钱，炒　丁香五分

水煎服。

参附救生汤　救忽然卒中，五绝皆见。

附子二钱　人参三钱　炒陈米二钱

加姜一片，水煎灌之。

六味参附汤　治感受时疫，二三日即厥，神昏目定等症。

熟地三钱　生地三钱　人参一钱　当归二钱　甘草一钱　附子

一钱

加稻上露水，或荷叶上露水，煎服。

中风

窃怪中风一症，古法相传，皆谓六淫之邪，外风之袭，药
投表散清凉，如三化、续命、愈风等汤，议论纷纭，训示谆谆。
后人守定此法，以为先贤必不我欺，岂料指鹿为马，遵法奉行，
药下咽而即毙。呜呼！何医学之不明，而人心之愚昧如是耶。
即一二有识之士，以类风辨之，以真风目之，然类风者，犹不
离乎风，而有似于风；真风者，则实指为风，不能舍六淫之外，
而又有所谓风也。今中风之症，其果六淫之风乎哉？又谓中风

须分闭脱两种，闭则有六经之症，脱则有五绝之险。夫脱为五绝之险是矣，而闭兼六经之症，亦不外仲景伤寒之所谓中风脉浮缓，自汗出而发热也。今中风之症，其果仲景之所谓中风乎哉？盖外风为阳邪，其中人也，必先皮毛而入，决不比阴寒之邪，不从阳经而直中三阴之速。设中属外风之说，则当入伤寒一门，何必于伤寒之外，而又立中风之条？风邪最轻，从无直中伤人之患，何中风疾发有顷刻垂绝之危？仲景《伤寒》于中风症脉，言之极详，何未闻将中病同发明于伤寒中风之内。以此辨之，则向之所谓风，为真风，谓症兼六经者，其何说之辞？况经谓虚邪偏客身半，未尝云实；营卫衰则真气去，明是云虚，其言微，知可治，甚则不能言，不可治，从根本而验生死，又何尝言及外风与六经之形症耶。即言及外风者，亦不过外感之表邪，自有头痛身痛寒热之兼症耳。明张景岳直辟前人之误，断以非风之名，可谓发千古之未发。奈病家卒不知信，医家卒不知从，旁人卒不知解，有令人读是书而不禁三叹者矣。夫风自内生，属东方之木气，气动便是火，火动便是风，是气也，火也，风也。分而言之，有三者之名；合而言之，则有一无二之别。且风亦不过气之逆，火之炽耳，并非气之外而别有火，火之外而别有风也。第此火发于肾，虚多而实少；此风根于气，阴亏而阳弱。是以中症之发，大约精血内亏，元气内败者，为此症之大旨。如亏在阴则虚火无制，亏在阳则真气无根，当此之际，必有一股虚气从肾中间，上挟脊，穿昆仑，过泥丸，直到命门。而三阴三阳之气，突然而散，脏腑之气，亦随之而去，此所谓五绝之脱候也。若症之轻者，乃一半精气未败，尚可挽回于万一，苏后必半身不遂，经所谓偏枯之症者此也。其口眼歪斜者，筋无精血荣养也。其舌喑不能言者，脾肾元亏不能上达舌本也。其口流涎沫者，脾亏不能摄津液，肾亏不能藏津液也。其口噤不开者，阳明之筋，虚火灼而劲急，真气寒而拘挛也。治法五绝症见，宜用参附汤、参术汤、大补元煎之类，以救垂绝之危险；偏中症见，宜用地黄饮子、八味生脉汤、六君子汤之类，以扶余生之岁月。脾肾大败，宜用六君子汤、四君子汤、归脾汤之类，以回中焦之谷气。肝血大亏，宜用人参养营汤、归芍地黄汤、八味生脉汤之类，以生肝木之汁少。倘内有燥热，风火相煽，亦令人暴厥，虽古法有白虎之方，然不若壮水补阴为稳。盖火之有余，乃水之不足；阳之有余，乃阴之不足也。噫！中年之后，始有是症，三旬以前，从无是患；形体丰肥，每遭此祸，质弱清癯，仅见此厄，不亦精血亏，真气衰之明效大验乎！倘庸医必以外风强辨，试问此风何不及于幼少，而必及于老壮；少及于清癯，而多及于丰肥者？又将何说以解之耶？故临川陈先生曰：治风先治血，血胜风自灭，旨哉言乎！

秀川师台，生来不凡，非僧道转世，即土神堕落。四五龄时，夜喜点灯，灯隐则啼哭不止，灯复亮便酣睡天明，人亦不知其何故也。及长自云：灯隐时则有无数金衣神人，时时往来于床前，而顾之见其形象，心惊胆怕，是以啼哭不已。灯明则全无踪影矣。行道之初，率川有妇，梦二僧人告之曰：尔姑之恙，寻汪某医可得生。妇醒语姑，姑信之，访至屯市，果有汪某焉。师用药四剂，喘病全瘳。又大士示抱村汪星聚之妻，有病当求汪某医治，汪帝示戴僆病，速求汪某活命。如此怪异，前劫决非庸庸之辈。是以聪明过人，玄机常露也。门人敏识

中风之论，随方书所载，人云亦云，不几误乃公事乎。本经酌议洗尽谬说，方属上工见解，后学遵而行之，阳春满眼矣。

参附汤

人参一两　川附子五钱

姜水煎服。

参术汤

人参二钱　白术二钱，炒　黄芪二钱，炙　陈皮一钱　白茯苓一钱　甘草一钱，炙

水二盅，煎八分，食远服。

大补元煎

熟地五钱　人参三钱　山药二钱　枸杞子二钱　杜仲二钱　当归二钱　甘草一钱，炙　山萸肉一钱

水二盅，煎八分，食远服。

地黄饮子

熟地　巴戟肉　山萸肉　肉苁蓉酒洗　石斛　川附子　五味子　白茯苓　石菖蒲　肉桂　远志肉　麦冬

上各等分，每服五钱，入薄荷少许，生姜同大枣煎服。

八味生脉汤

熟地五钱　人参一二钱或五七钱　麦冬二钱　山药一钱五分　山萸肉一钱五分　丹皮一钱　茯苓一钱　肉桂五分　泽泻五分　五味子五分　川附子五分

水二盅，煎七分，食远温服。

四君子汤

人参二钱　白术二钱，炒　茯苓二钱　甘草二钱，炙

加姜枣，水煎服，或加粳米百粒。

六君子汤

即四君加陈皮一钱五分　半夏一钱五分　或加锅心焦三钱

如前煎服。

归脾汤

人参二钱　白术二钱，炒　茯神二钱　枣仁二钱　黄芪二钱，炙　当归一钱　远志一钱　木香五分　甘草五分，炙　龙眼肉七枚

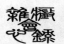

煎七分，食远服。

人参养营汤

人参一钱　白术一钱，炒　黄芪一钱，炙　白芍一钱五分，炒　当归一钱　陈皮一钱　肉桂一钱　甘草一钱，炙　熟地七分　茯苓七分　远志五分

加姜、枣，水煎服。

归芍地黄汤

熟地五钱　当归三钱　山药二钱，炒　萸肉一钱　白芍一钱五分，炒　茯苓一钱五分　丹皮一钱　泽泻五分

水二盅，煎七分，食远服。

三化汤

厚朴姜制　大黄　枳实　羌活各等分

每服三两，水三升，煎至一升，终日服，以微利即止。

《金匮》续命汤　治中风肢体不收，口不能言，冒昧不知痛处，拘急不能转侧，并治伏不得卧，咳逆上气，面目浮肿。

麻黄去节　人参　当归　石膏　桂枝　川芎　干姜　甘草各三两

上九味，以水一斗，煮取四升，温服一升，当小汗，薄覆脊，凭几坐，汗出即愈。不汗更服，无所禁忌，勿当风。

《千金》大续命汤　即前方内去人参加黄芩。荆沥元戎方用竹沥。

小续命汤（《千金》）　通治八风五痹痿厥等疾，以一岁为总，六经为别，春夏加石膏、知母、黄芩，秋冬加官桂、附子、芍药，又于六经别药内随症细分加减，自古名医不能越此。

麻黄去节　人参去芦　黄芩去腐　芍药　甘草炙　川芎　杏仁去皮尖，炒　防己　官桂各一两　防风一两五钱　附子五钱，炮，去皮脐

上除附子、杏仁外为粗末，后入二味和匀。每服五钱，水一

盏半，加姜五片，煎至一盏去渣，稍温，食前服。

愈风汤 治中风诸症，当服此药以行道诸经，则大风悉去。纵有微邪，只从此药加减治之。若初觉风动，服此不致倒仆，此乃治未病之要药也。

羌活　甘草　防风　当归　蔓荆子　川芎　细辛　黄芪　地骨皮　独活　秦艽　黄芩　芍药　枳壳　人参　麻黄　白芷　甘菊　薄荷　枸杞子　知母各三两　生地黄　苍术各四两　肉桂一两

上㕮咀，每服一两，水二盅，生姜三片，煎七分，空心临卧服。空心一服，吞下二丹丸，谓之重剂，临卧一服，吞下四白丹，谓之轻剂。假令一气之微汗，用愈风汤三两，加麻黄一两，作四服，加姜七片，空心服，以粥投之，得微汗则佳。

旬之通利，用愈风汤三两，加大黄一两，亦作四服。每服加生姜五七片，临卧煎服，得利为度。景岳曰：中风一症，病在血分，多属肝经。肝主风水，故名中风，奈何自唐宋名家以来，竟以风字看重，遂多用表散之药，不知凡病此者，悉由内伤，本无外感。既无外感，而治以发散，是速其危耳。若因其气血留滞，而少佐辛温以通行经络则可，若认风邪而必用取汗以发散则不可，倘其中亦或有兼表邪而病者，则诸方亦不可废，录之亦以存古人之法耳。

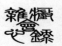

偏中

偏风一症，名曰类中。类中者，有类于风，而实非风也。譬如树木一边汁枯，则不能灌溉而欣欣向荣，人身之四末，亦犹是也。经曰：虚邪偏客于身半，其入深者，内居营卫，营卫衰则真气去，邪气独留，发为偏枯。可见《内经》谓邪为虚邪，而非外袭之风也明矣。盖肝肾精亏，经脉失荣，血不运行，气不贯通，气血两虚，不仁不用，是以脉中脉外，皆少生动之机，或左或右，无非气血之败。善医者补肾生肝，掌得血而能握，足得血而能步矣。填实下元，肾气回而经脉通，上达舌本，语不謇涩矣。益气生精，筋脉得血滋养，而营卫之气不失常度，口无歪斜矣。培补脾土，为胃行其津液，灌溉四藏，口涎收摄矣。夫肝邪之为害，实由肝血之亏虚，血虚则燥气生而木从金化，风必随之，血虚则火性烈，而津为热灼，痰自生焉。治此者，当养血以除燥，则真阴复而假风自灭；补水以制火，则肾气充而虚痰自化；补阳以生阴，则元阳回而水泛自消。风痰之药不可用，断断如也。设也误认内生之风，为外入之风，而竟以外风之药进之，则枯者益枯；误认内生之痰，非津化为痰，而竟以攻痰之药进之，则亏者愈亏，诚如是也，则一边之废，已难恃其无虞，而耗气败血，势必龙火无制，从命门丹田之间，直冲髓海，斯时五绝见而人事昏，大汗出而元神散。群医皆曰：此复中也，不可救也，药之误也，真可畏也。噫，晚矣！

透发《内经》营卫衰则真气去之旨，足以昭示来兹。

补肾生肝饮 治肝肾精亏，经脉失荣，血不运行，气不贯通，气血两虚，不仁不用。

当归二钱 熟地三钱 白芍二钱❶，炒 女贞子二钱 山药一钱五分，炒 人参一钱 枸杞子一钱五分 丹参一钱 炙甘草一钱

水二盅，煎七分，食远温服。

---

❶ 二钱：底本白芍剂量"二"字漏掉，今参《珍本医书集成》收录的《杂症会心录》将剂量补上。

眩晕

眩晕一症，有虚晕、火晕、痰晕之不同，治失其要，鲜不误人。医家能审脉辨症，细心体会，斯病无遁情，而药投有验矣。曷言乎虚晕也？如纵欲无节而伤阴，脱血过多而伤阴，痈脓大溃而伤阴，崩淋产后而伤阴，金石破伤失血，痛极而伤阴，老年精衰，劳倦日积而伤阴，大醉之后，湿热相乘而伤阴。其症面赤耳热，口干不渴，烦躁不寐，寒热往来，大便秘而小便赤，其脉或弦细而数，或弦大而数，或细涩而数，无非精血受亏，阴虚为病，盖蒂固则真水闭藏，根摇则上虚眩仆，此阴虚之晕也。如劳倦费神而伤阳，呕吐过甚而伤阳，泄泻无度而伤阳，大汗如雨而伤阳，悲哀痛楚、大呼大叫而伤阳，其症面色青惨，神倦气乏，畏寒厥冷，身面浮气，大便泄而小便清，其脉或沉细而微，或弦细而迟，或浮大而空，无非元阳被耗，气虚为病。盖禀厚则真火归脏，脏亏则气逆上奔，此阳虚之运也。治阴虚者，用六味归芍汤，加人参之类，壮水之主，以生精血；治阳亏者，用八味养血汤，加人参之类，益火之源，以生元气，所谓滋苗者，必灌其根也。曷言乎火晕也？如房劳则火起于肾，暴怒则火起于肝，思虑则火起于脾，两耳磬鸣，两目昏黑，上重下轻，眩仆卒倒，脉象细弱，无非动乱劳扰，虚火为用。盖火藏则清明内持，动扰则掉摇散乱，此虚火之晕也。若实火眩晕者，其人必强健，其症必暴发，其渴必引饮，其脉必洪数。其呕酸苦水之味，晕稍定；其饮食寒冷之物，晕稍缓；其大便燥结解后，晕稍止。无非风火相搏，实热为害。盖有余则上盛而火炎，壅塞则火炽而旋转，此实火之运也。治虚火者，宜六味汤、逍遥散之属，滋阴以制火，舒肝以养脾。治实火者，宜三黄汤、竹叶石膏汤之属，清降以抑火，辛凉以泻热。所谓虚火可补，实火可泻也。曷言乎痰晕也？如水沸水泛，则痰起于肾，风火生涎，则痰起于肝，湿饮不行，则痰起于脾。头重眼花，脑转眩冒，倦怠嗜卧，食饮不甘，脉象缓滑，无非疲劳过度，虚痰为虐，盖清升则浊阴下走，气滞则津液不行，此虚痰之晕也。若实痰眩晕者，其症实而脉实，其积热在阳明，其阻塞在经络，其郁遏在肠间，无非风火结聚，积痰生灾，盖液凝则浊阴泛上，饮停则火逆上升，此实痰之晕也。治虚痰者，宜六味、八味、归脾之属，补脾肾之源，治痰之本。治实痰者，宜二陈汤加芩连、滚痰丸之属，逐肠胃之热，治痰之标，所谓实实虚虚，补不足而损有余也。大抵虚晕者，十之六七；兼痰火者，十之二三。即伤寒眩晕，虽有表散之法，亦多因汗吐下后，虚其上焦元气所致。且今人气禀薄弱，酒色不谨，肝肾亏而内伤剧，致眩晕大作。望其容，则精神昏倦也；闻其声，则语言低微也；察其症，则自汗喘促也；切其脉，则悬悬如丝也。当此之时，须执一定之见，毋惑多歧之臆说，惟投参芪术附重剂，多进庶可转危为安。倘病家畏骤补而生疑，医家见骤补而妄驳，旁人因骤补而物议，以虚症为实火，以参芪为砒毒，点滴不尝，卒中之变，至危脱之象现，虽有智者。亦无如之何矣，岂不惜哉！

大呼大应，发明脉因症治之理，条分缕析，而又结出望闻问切之情，法精辞畅，气象沉雄，直逼西汉大家。

六味归芍汤见中风

八味养血汤

熟地五钱　当归三钱　山药二钱，炒　肉桂五分　茯苓一钱五分
白芍一钱五分，炒　附子五分　丹皮一钱　泽泻五分　山萸肉一钱
水二盅，煎七分，食远服。

四君子汤见中风

八味生脉汤见中风

逍遥散

柴胡　当归　白芍炒　白术炒　茯苓　甘草各等分

上加生姜，水煎服。

六味汤

熟地五钱　山药二钱，炒　茯苓一钱五分　丹皮一钱　泽泻五分
山萸肉一钱

水二盅，煎七分，食远服。

三黄汤

黄连　黄柏　黄芩各等分

水二盅，煎七分，食远温服。

竹叶石膏汤

石膏一两　人参三钱　麦冬三钱　半夏二钱　甘草二钱　竹叶
二十片　粳米一撮

此系今方分两，非仲景旧法。水二盅，姜三片，煎服。

归脾汤见中风

八味汤

即前六味汤，加附子、肉桂各五分，水二盅，煎七分，食
远服。

二陈汤

茯苓三钱　陈皮三钱　半夏三钱　甘草一钱

上加姜三片，水煎服。

滚痰丸

青礞石硝煅金色，一两　大黄酒蒸　黄芩各八两　沉香五钱

上为细末，滴水为丸，如梧桐大，每服三五十丸，量人强弱
加减。

上卷

15

补肝养荣汤 治亡血血虚，眩晕心烦，如坐舟车，举头欲倒。

当归 川芎各三分 白芍炒 熟地 橘皮各一钱五分 菊花一钱 甘草五分 水煎服。

益气补肾汤 治色欲伤肾，气逆不能归元，眩晕耳鸣耳聋。

人参 黄芪各一钱二分，蜜炙 白术二钱，土炒 白茯苓一钱 炙甘草五分 山药炒 山萸肉各一钱五分

加姜水煎。

羚羊角散 治一切头眩。

羚羊角 茯神各二钱五分 川芎 防风 白芷 半夏汤洗，各五钱 枳壳 附子各二钱五分

共为细末，每服四钱，水一盅，慢火煎七分，温服。

燥症

燥症何自而起哉？有外因者，六淫之一也。有内因者，血液之枯也。医家往往误治，不辨脉之虚实，症之新久，体之强弱，概以燥病为外邪，而药投清凉剥削，无怪乎操刃杀人者矣。夫外因之燥，非雨露愆期，即秋日暴烈，非南方不毛，即北方风劲，气偏阳亢而燥生。大约气从皮毛而入者，则肺受之。肺受燥气，咳嗽咽痛之症见矣；从口而入者，则胃受之。胃受燥气，结胸便秘之症见矣。明喻嘉言谓秋伤于燥，冬生咳嗽，议论发前人之未发，而清燥一方，创自己意，可为治燥之灵丹。至于结胸便秘，世俗多以伤寒混治，不知燥则生火，津液耗而肠胃干，大小陷胸之法，利于体实，而不利于体虚者也。可不慎欤！若内伤之燥，本于肾水之亏，精血之弱，真阴之涸。在肺则清肃之令不行，咳逆口

渴，皮聚毛落矣；在肝则将军之性不敛，胁痛暴怒，筋急拘挛矣；在脾则生血之源不运，蓄瘀便结，皮肤不泽矣。欲治其燥，先贵乎润；欲救其脾，先滋乎肾。诚以肾主水，而藏五脏六腑之精，养百骸而为性命之本。若肾阴足而及于肺，水道可以通调；肾阴足而及于肝，木气可以向荣；肾阴足而及于脾，四脏可以灌溉，燥无自而生也。第水日亏而火日炽，决非清凉之味所可疗，必须重用六味归芍汤，合生脉散为主治。肺燥则加沙参、天冬、梨汁之属。肝燥则加丹参、枣仁、乳汁之属，脾燥则加柏子仁、松子仁、甘蔗汁之属，此燥病之正治也。倘久病而气因精虚，参芪河车及八味等汤，亦宜急投。盖阳生则阴长，气化则血润，此燥病之反治也。虽然草木之枯，得雨滋荣；人身之燥，非血不泽，参乳汤救燥病之根，活命饮治燥病之源，又何必纷纷而他求耶？经不云乎：诸涩枯涸，干劲皴揭，皆属于燥，又曰燥胜则干，其为血液之涸，已明效大验。即如膈病之枯，胃之燥也；消病之渴，肺之燥也；爪甲之焦，筋之燥也；产后之痉，血之燥也。而敢谓治燥症为易易哉！庸医必以此症为实，不惟清凉药进，而反以燥药治燥病，不亦犯《内经》刚与刚，阳气破散，阴乃消亡之旨乎。

燥则当润，经义如是，得其肯綮。治燥之效，有不捷于影响乎。

清燥汤

桑叶经霜者三钱　石膏煅，二钱五分　胡麻仁一钱，炒，研　甘草一钱　阿胶八分　人参七分　麦冬七分　杏仁去皮尖，炒黄，七分枇杷叶去毛，蜜炙，一片

上九味，以水一碗，煎六分，频频二三次，滚热服之。

六味归芍汤见中风

八味汤见眩晕

生脉散

人参五钱　麦冬　五味各三钱

水煎服。

参乳汤

人参一钱　人乳一杯

不拘时服。

活命饮

人参二钱　锅焦一两

水煎和参汤服。

滋燥养荣汤　治外燥皮肤皱揭，筋爪枯。

当归三钱　熟地二钱　白芍一钱炒　秦艽一钱　黄芪一钱　防风八分　甘草五分

水煎服。

肝血虚则风热而金燥，故令皮肤皱揭而筋燥爪枯也，以当归芍地滋润荣血，而以艽防参草消风燥。

活血润燥生津饮　治内燥津液枯少。

当归一钱　白芍一钱，炒　熟地一钱　天冬八分　麦冬八分　栝蒌根八分　桃仁八分，烂研如泥　红花五分

水煎服。

燥者，血液少而生也。归芍地黄，沉阴可以养血；瓜蒌二冬，甘寒可以生津，桃仁红花，滋濡可以润燥。

湿症

湿之为病，有外因内因之不同，有湿热寒湿之各别，苟不辨表里、察虚实而求本施治，未有不误人于反掌间者矣。如外因之湿也，有感天地之气者，则雨露水土之属；有中阴湿之气者，则

卧地湿衣之属，多伤人皮肉筋脉者也。内因之湿也，有由于饮食者，则酒酪炙煿之属；有由于停积者，则生冷瓜果之属，多伤人脏腑肠胃者也。其见症也，在肌表则为发热，为恶寒，为自汗；在经络则为痹为重，为筋骨疼痛，为腰痛不能转侧，为四肢痿弱酸痛；在肌肉则为麻木，为胕肿，为黄疸，为按肉如泥不起；在脏腑则为呕恶，为胀满，为小水秘涩，为黄赤，为大便泄泻，为后重癩疝等症。然在外者为轻，在内者为重，及其甚也，则未有表湿而不连脏者，里湿而不连经者，此湿病之变，不为不多也。况湿从内生，多由气血之虚，水不化气，阴不从阳而然，即湿从外入，亦由邪之所凑，其气必虚之故。若泥于治湿，不利小便，非其治之旨，而概以湿为实证，岂不误施而犯虚虚之戒耶。夫湿从土化而分旺四季，故土近东南则火土合气，而湿以化热，如脉滑数，小便赤涩，大便秘结，引饮自汗者，方是热证，治法宜清宜利，四苓散、大小分清饮、茵陈饮之类主之。土近西北则水土合德，而湿以化寒，如脉细迟，小便清白，大便泄利，身痛无汗者，方是寒证，治法宜温宜燥，五苓散、理中汤、金匮肾气汤之类主之。大抵湿中有火，则湿热薰蒸而停郁为热，湿中无火，则湿气不化而流聚为寒。且内湿之症，属阴虚者，因湿生热而阴愈虚，阴虚则精血内耗，而湿热反羁留而不动；属阳虚者，因湿化寒而阳愈虚，阳虚则真火内败，而寒湿更积蓄而不消。是以医家察脉，而确知其为阴虚生湿也，须用壮水补阴之品，则真水运行而邪湿必无所容；察脉而确知其为阳虚生湿也，须用益火补阳之药，则阳气流通，阴湿不攻而自走。可见内伤外感之症，皆由元气虚弱，致湿邪内而发之，外而袭之。经曰：壮者，气行则已；怯者，著而为病。彼妄行攻击，喜投推荡者，安可不兢兢自慎哉。盖脾元健运，则散精于肺，而肤腠坚固，外湿无由而入也。肾气充实，则阴阳调和，而升降有度，内湿何自而生乎。不然者，徒知表汗燥湿，利二便之法，而不惜人元气，将见肿胀泄泻之症变，而议论更多臆说矣。

开鬼门，洁净府，人以为确守经义，而不顾元气，宜其人甚多而湿病之根难拔。先生卓见，自不雷同。

四苓散

泽泻一两七钱五分　猪苓　茯苓　白术炒，各七钱五分

古法为末，今法以水煎服。

五苓散

即前方减泽泻五钱，加肉桂五钱。

古法为细末，每服二钱，白汤调下，今法以水煎服。

大分清饮

栀子炒焦　猪苓各四钱　茯苓　泽泻　木通各二钱　枳壳一钱
车前子一钱

水一盅半，煎七八分，食远温服。

小分清饮

茯苓三钱　泽泻二钱　苡仁二钱　猪苓二钱　枳壳一钱　厚朴
一钱

水盅半，煎八分，食远服。

茵陈饮

茵陈　栀子焦　泽泻　青皮各三钱　甘草一钱　甘菊花二钱
用水三四盅，煎二盅，不时陆续饮之。

理中汤

人参　白术炒　炮姜　甘草炙，各一钱五分

水煎服。

金匮肾气汤

熟地三钱　茯苓一钱五分　山药一钱　牛膝一钱　山黄肉一钱
车前子一钱　丹皮八分　泽泻五分　附子五分　肉桂五分

水煎温服。

头痛

头痛一症，病家视其微疾而轻忽之，医家尽认伤寒而妄治之。药投而病渐增，病增而药愈乱，束手无策，待毙莫救，此辨之不可不早辨也。夫经言外感有头痛，内伤亦有头痛，岂容混治，而无所区别？第外感头痛，有痛在阳经，有痛在阴经，如太阳、阳明、少阳头痛属阳经；厥阴头痛属阴经。然其初发，必寒热，其背必酸痛，其项必强痛，其目珠额前痛，其耳聋两胁痛，其脉必紧数，其厥阴无身热，呕而吐沫。若素无头痛之患，而忽然暴发痛，兼表症，痛亦隐稳，及按之摩之、缚束之，而痛不定者，乃外感之头痛，治在风池、风府，调其阴阳，汗在表而散在巅，清在阳而温在阴也。内伤头痛，有痛在阴虚，有痛在阳虚。如火升巅顶作痛者，必烦躁内热，面赤口渴，大便秘结，其脉必大数而空，或细数而弦，属阴虚；如寒冲髓海作痛者，必羞明畏寒，手足厥冷，面多青惨，大便溏泄，其脉必细迟而微，或虚大无力，属阳虚。然其初发无寒热，无急痛，不可忍，其精神必倦怠，其饮食必不甘。若素有头痛之患，忽然暴发痛，无表症，阴分痛甚，及按之摩之、缚束之，而痛稍缓者，乃内伤之头痛，治在水火二脏，调其营卫，补真阴而益元阳，病在上而治在下也。夫六腑清阳之气，五脏精华之血，皆会于头，为至清至高之处，故为天象，谓之元首至尊，而不可犯者也。凡手之三阳，从手走头，足之三阳，从头走足，以为常度，则无头痛之患；苟外因风寒雾露之触，内因痰火湿热之薰，及偏正头风之症，虽痛不见，杀人于数日之间。而杀人于数日之间者，则为内伤之真头痛也。盖脑为神藏，谓之泥丸宫，而精髓藏焉。人生精气，实于下则髓海满于上，精神内守，病安从来？无如以酒为浆，以妄为常，醉以入房，以欲竭其精，以耗散其真，致肾气不充，而髓海空虚，肾阴不足，而阴火冲逆，肾阳不壮，而寒气通脑。医者不达其故，复投羌防辛芷之属温之散之，夫既亏在阴矣，我又从而温之，不益亏其真阴乎？既亏在阳矣，我又从而散之，不愈亏其真阳乎？无怪乎变症蜂起，痛极而厥。吾见神为之昏，目为之定，牙为之噤，舌为之黑，面为之戴阳，手足为之抽掣，语言为之谵妄。斯时真知其亏在阴也，则用六味归芍汤，加人参、童便之属，壮水之主，以镇阳光；真知其亏在阳也，则用八味养血汤，加人参、鹿茸之属，益火之源，以消阴翳。此症尤惟妇人血海空虚者，多有此患，安可不法《内经》精则养神，柔则养筋之旨，而以补元为汲汲耶？奈何庸碌之辈，不明肝肾为髓海之源，精气为神藏之根，一见头痛，概以伤寒目之，湿热疑之，食滞谓之，人事清，则曰病在伤寒三阳经，人事昏，则曰病在伤寒厥阴经。及至病势危笃，险症叠见，医者尚引伤寒书。需待用药，不知病者竟以头痛剧而顷刻亡，医术不精，误人性命，有令人不寒而栗者矣。夫痛在经者，轻而易治；痛在脏者，重而难疗。若头风而害目者，肝阴亏则内风动摇，邪害空窍，痛在经也。头痛而昏聩者，脑藏伤则神志失守，心火不宁，痛在脏也。头痛而痰厥者，阳虚则气寒而饮聚，阴虚则火炽而液凝，经脉不行，阴阳之气，不相顺接也。头痛而积热在阳明，实火实痰为疟，脉洪数大而有力者，则又利于清凉攻下也。头痛而红肿，壮热口渴，脉浮数而有力者，此大头天行，时热之邪，宜从疫法治也。头痛而手足寒，且青至节，脉悬悬欲绝者，此危脱之症，且发夕死，夕发旦亡，不及药治，药亦不能治也。予因阅历头痛之害，病家之愚，医药之误，伤人之速，故作是篇，敢谓后学之准绳，亦令其触目警心，不敢以人命为儿戏耳。

头痛一症，诸说纷纷，皆择焉而不精，语焉而不详，得此畅论至言，而群言可废。

六味归芍汤见中风

八味养血汤见眩晕

贞元饮

熟地五钱　当归三钱　炙甘草一钱

水二盅，煎服。

定痛明目饮　治头痛，目生翳膜，红肿如破。

生地五钱　龟板三钱　当归三钱　白芍一钱五分，炒　石斛一钱
丹皮一钱　菊花一钱　夏枯草一钱　羚羊角水磨冲入

加桑叶五片煎，好童便一杯冲入。

救元补髓汤　治头痛昏聩，心主不明，则十二官危，此方救之。

熟地五钱　人参三钱　当归三钱　紫河车一钱　茯苓一钱　麦冬一钱五分　枣仁一钱五分，炒，研　熟附五分　鹿茸一钱　五味子七粒

加桂圆肉五枚，水二盅，煎服。

醒迷汤　治头痛厥逆，痰聚胞络，目定口噤，手足冷过肘膝，阳气虚寒者宜之。

人参三钱　白术二钱，土炒　当归三钱　茯苓一钱　白芍一钱，炒　半夏一钱　杜仲二钱，炒　陈皮八分　枣仁一钱，炒，研　炙甘草八分　川附子五分

加大枣三枚，煨姜三片，水二盅，煎服。

普济消毒饮　治大头天行，红肿壮热，口渴脉有力等症，此方主之。

黄芩五分，酒炒　黄连一钱，酒炒　人参一钱　橘红五分　元参五分　生甘草一钱　桔梗一钱　鼠黏子八分，炒　柴胡五分　薄荷叶六分　连翘八分　板蓝根五分　马勃五分　升麻七分　白僵蚕七分，炒

上为细末，半用汤调，时时服之，半用蜜丸噙化，服尽良愈。或加防风、川芎、当归、薄荷、细辛，水二盅，煎一盅，食远稍温服。如大便硬，加酒蒸大黄一二钱以利之。或热肿甚者，以砭针刺出其血。《心悟》云：体虚加人参五分。又云此症须用贝母、人中黄、荷叶为妙。发颐症倍柴胡、丹皮，喉咙肿痛，倍桔梗、甘草。

既济豁痰汤　治头痛厥逆，痰聚胞络，目定口噤，手足冷不过肘膝，阴虚有火者宜之。

生地三钱　白芍一钱，炒　茯神一钱　钩藤一钱　丹皮一钱五分　当归二钱　柏子仁一钱　枣仁二钱，炒，研　龟板一钱

竹沥十匙，水二盅煎服。

暑症

今夫夏日烈烈，为太阳之亢气，人触之者，则生暑病。然有静而得之者为阴暑，动而得之者为阳暑，症各不同，治法迥别，非古法香薷饮一方可以尽之也。阴暑症，富贵安逸之人多有之，因畏暑而贪凉，食瓜果而伤脏也。身贪凉者，内空虚而外寒乘之；食瓜果者，脾胃寒而吐利作焉。其症不壮热，其口不渴饮，其脉或细弱，或虚大为辨，即脉虚身热为伤暑者是也。阳暑症，藜藿劳苦之人多有之，因受暑而中热，热伤真阴，其症头痛大热，口渴大汗，其脉或洪大有力，或洪数有力为辨，即因于暑，体若燔炭，汗出而散者是也。阴暑者宜温补，补中益气汤、生脉

散之属；阳暑宜清热，六一散之属；受热而体虚者，六味汤之属，为合法也。盖暑热伤气，益气而暑自消；暑热伤阴，益阴而暑自退。值此阳气外泄之时，毛窍疏通，暑气易入，不救本源，而从事于攻邪，真不明邪之所凑，其气必虚之旨耳。

阴暑阳暑，辨别极清，益气益阴，治法尤妙。

补中益气汤

黄芪炙，一钱五分　人参一钱五分　甘草炙，一钱五分　当归一钱　白术一钱五分，炒　陈皮五分　升麻三分　柴胡三分

加姜枣，水煎服。

生脉散见燥症

六一散

滑石水飞，细，六两　甘草一两

共为细末，每用五钱，新汲水调服。

六味汤见眩晕

八味汤见眩晕

香薷饮　治一切暑热腹痛，或霍乱吐利，心烦等症，按此方惟治阳暑，阴暑不用。

香薷一斤　厚朴姜水炒　白扁豆各半斤炒

每服五钱，水一盅半，煎八分，不拘时温服。

五物香薷饮　治一切暑毒腹痛，霍乱吐泻，或头痛昏聩等症。

香薷　茯苓　白扁豆炒　厚朴姜汁炒　炙甘草各一两

上为咀，水一盅半，煎服。本方加黄连即名黄连香薷饮。

十味香薷饮　治伏暑身体倦怠，神昏头重吐泻等症。

香薷二钱　人参　黄芪蜜炙　白术土炒　茯苓　陈皮　厚朴姜汁炒　白扁豆各一钱，炒　木瓜　炙甘草各五分

水一盅，煎七分，食远服。

喘症

喘者促促，气急不能平卧也。外感邪入而为喘，属肺受风寒，其来暴，其脉实，其人强壮，数日之间，忽然壅气喘咳，不得平卧者是也。如近日哮病居多，乃肺金一经受病，药宜甘梗汤加减，此属实喘也。若内伤无外邪中入，乃肺肾受病作喘，其来渐，其脉虚，其人倦怠，或因病后，或因咳久而喘促渐甚，不得平卧者是也。如近日大富赢病，乃肾元亏损，肾气不纳而上出于肺，肺为门户而主气，肾气上冲，肺不能主，出多入少，又肺叶胀大，不能收敛，卧则叶向脊上，阻塞气道之路，喘咳更甚矣，此属虚喘也，治宜大补肺肾之源。第内伤之喘，有阴虚阳虚之异，如面赤口渴，大便秘属阴虚；如面㿠白，口不渴，大便泄，手足冷，属阳虚。阴虚者，六味地黄汤加减，如麦冬、沙参、苡仁、玉竹、阿胶、童便之属，皆为合法；阳虚者，八味地黄汤加减，如人参、紫河车、枸杞子、菟丝子、杜仲、鹿角胶之属，皆为合法也。然阴虚作喘而补阴是矣，第阴中有阳，服六味汤多剂不应，则又加人参、枸杞子、菟丝子、杜仲、河车之属，取阴阳互根之义也。阳虚作喘而补阳是矣，第阳中有阴，服八味汤多剂不应，则又加沙参、麦冬、玉竹、童便之属，取阴阳相济之义也。治病贵乎贯通，闻一知十，神而明之，存乎其人矣。

阴阳互根，相济之义，发喘症未发之蕴。

甘桔汤

桔梗四钱　甘草二钱

水二盅，煎八分，食后服。

六味汤

八味汤俱见眩晕

咳嗽

咳嗽一症，有外感内伤之分，有阴阳虚实之别，医家症脉不察，混治误人，而概以表散风寒之说，尽咳嗽之治法，合病家之意见者，比比皆是也，岂不有愧司命之责乎？夫外感之咳，因偶受风寒，由皮毛而入肺，其症或头痛而身痛，或恶寒而发热，或鼻塞而声重，或鼻涕而气急。其脉或浮大而紧，或弦大而数，及素无积劳虚咳之症，而忽病咳不已者，即外感之症也。治法宜用甘梗汤，升发肺气，使邪从外达，疏通肌腠，使热从表散，此治外感咳嗽之法也。第人生气禀薄弱者居多，肾水不足者居半，肌表空虚，风邪易入。医家不明邪之所凑，其气必虚之理，非投麻、桂、羌、芷，即用细辛、荆防。尝谓人曰：肺欲辛，以辛泻之，此《内经》之旨也。闭门留寇，寇欲出而无路，致穿窬而走，此医家之忌也。于是坚执逐寇之法，久进表汗之剂，不知肺属娇脏，又属燥金，升提则伤气，辛香则耗液，咳血潮热之症见，而往往症变虚损者多矣。故余治外感初咳，先用甘桔汤数剂，即进六味汤加减，壮肾水以清肺热，补正气以退客邪，屡用屡效，万举万当，非故与俗见相反，而嗜好滋补，亦为生人之性命起见耳。内伤之咳，凡肝肾阴虚于下，而木火刑金者，其症或洒寒而潮热，或形瘦而容减，或痰多而带血，或气短而喉干，其脉或弦大而空，或弦细而数，及素有酒色劳伤之患，而渐致咳嗽日增者，即内伤劳损阴亏之症也。治法宜六味汤，补阴敛阳，使肺气充实，补水保元，使虚火归根，此治阴亏咳嗽之法也。又有元阳下亏，而水冷金寒者，其症或畏寒而喘促，或呕恶而泄泻，或水泛而痰冷，或腹胀而食减；其脉或细涩而微，或浮大而迟，及素有下元虚寒之患，而渐致咳嗽日甚者，即内伤阳亏劳损之症

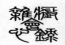

27

也。治法宜八味汤，温补真元，使生气上布，填助真火，使阴寒冰消，此治阳亏咳嗽之法也。且内伤之咳，不独肺金为病也，经谓肾脉从肾上贯肝膈，入肺中，循喉咙，达舌本，所以肺金之虚，多由肾水之涸。而肾与肺，又属子母之脏，呼吸相应，金水相生，苟阴损于下，阳孤于上，肺苦于燥，不咳不已，是咳虽在肺，而根实在肾也。司命者，其可不兢兢耶？奈何近日庸工，每遇内伤之咳，惟投清金之药，以为稳当，及变症百出，始委之莫救，盖不知肺受他人之侮，我又从而侮之，肺金岂顺王道之化乎？是以治咳而咳愈甚矣。虽然，更有说焉，脾为仓廪之官，后天之本，散精于肺，有生金之能，灌溉四旁，有益肺之力，若久咳而滋补无功，必须培养脾元，补母以及其子，先贤有言，补肾不如补脾，诚深知肺属辛金，生于己土，而归脾、四君之属，所宜急进也。总之外感之咳，实中亦有虚，宜寓攻于补内；内伤之咳，虚中或挟实，宜补水兼清。外感之咳，脉数易治，邪退则脉静；内伤之咳，脉数难治，愈虚则愈数。至于疫后咳嗽，热伤真阴也；疟痢咳嗽，脾胃亏虚也；肺痈咳嗽，风寒外袭，积热内发，而蓄有脓血也；肺痿咳嗽，金气外泄，肺脏内损，病剧衰靡也；疮闭咳嗽，皮毛之毒，内攻肺脏，肺受毒害也；支饮咳嗽，脾胃生痰，肺失治节，而清肃不行也；胀满咳嗽，土不制水，浸溃入肺，而关门不利也；哮喘咳嗽，内有凤根，痰塞肺窍，而太阴屡困也；干咳无痰，气不生精，精不化气，而津液枯涸也。种种咳嗽之症多端，调治之法各异，而察色按脉，分别施治者，尤必以补元气为上策也。嗟夫！内外之咳，无非金燥生痒，虚实有辨，岂容混乱而误施。有《内经》咳嗽论在，学者其可不尽心会悟乎哉。

 今日治咳嗽者，在外感亦仅得其半，孰知肺肾相关，己土生金之理，惟此能阐明其奥。

甘桔汤见喘症

六味汤　八味汤见眩晕

归脾汤　四君子汤见中风

时气咳嗽

今夫天之杂气有各种，人之感受有重轻，其来也无时，其著也无方，有触之者，各随其气而为诸病焉。如秋冬之交，咳嗽一症，遍于四方，延门合户，众人相同者，此皆时行之气，即杂气为病也。其初起恶寒发热，咳嗽咽干，鼻塞声重，头痛身痛，脉浮而数，或细而数，医家守五运六气之说，谓此症为风寒所中，而用药多不效，是亦不明气之所至无时，所著无方，而混施误人也。岂知寒热之候，乃杂气中之一种，较厉气疫病为稍轻，认症不确，而治不合法，病安有不转轻为重者哉？盖肺属太阴，居高位，而金体本燥，通肾气而子母相生，惟肾阴素亏之辈，肺脏阴液必虚，坚刚之体，更多燥气，加以秋冬令节，雨泽愆期，天之燥气生而外入，肺之燥气动而内发，两相感召，热则风生。肺金畏火，内则咳嗽之症见，肺主皮毛，外则寒热之候作矣。治法甘桔汤加何首乌、玉竹、贝母、黑豆、枇杷叶、麦冬、桑叶、丹皮、地骨皮、梨汁之属，清肺热而润肺燥，俾外入之燥气自解，内发之燥气自平。若不明寒热咳嗽之由，混投辛温发散之药，将见肺愈燥而愈咳，肺愈咳而愈喘，是所谓火上添油者矣。如进前药不应，则用六味汤，除山萸，加麦冬、沙参、童便、梨汁之属。壮水保金，益阴退热，无不立效。如体素阳虚，则用六味汤加枸杞、杜仲、炙甘草、胡桃肉之属，甘润养阴，甘温养阳，方为两全。倘素有咳血之患，哮咳之疾，及产后、老人、病人，而忽感此症，表散妄用，则无有不丧命者也。嘉言喻氏，谓秋伤于

燥，上逆而咳，发为痿厥，燥病之要，一言而终。只以误传燥病
为伤湿而解者，竟以燥病为湿病，遂至经旨不明，今一论之，而
燥病之机，了无余义，真独开门户，破千古之聩聩矣。夫天之燥
气入肺，金伤而受火刑，化刚为柔，燥极生痒，不咳不已，如以
燥治燥，恬于操刃，曾不顾阴气消亡之旨耶。《内经》曰：秋伤
于燥，冬生咳嗽。又曰：必先岁气，毋伐天和，司命者，其可不
知天时人事之理，而徒泥于辛甘发散之法，竟祸人于反掌间哉。
言言是理，字字是法，轩岐复生，不过是矣，藏之金匮可也。

甘桔汤见喘症

六味汤见眩晕

吐血

血也者，总统于心，藏受于肝，生化于脾，宣布于肺，施泄
于肾，为七窍之灵，为四肢之用，为筋骨之柔和，为肌肉之丰
盛。滋养五脏，而神魂得以安充；实皮肤，而颜色得以润；调和
营卫，而津液得以运行，二阴得以通畅。凡形质所在，无非以血
为用，是一身百骸，表里之属，惟赖此血，以为生人立命之根者
也。夫血属阴精，本纯静而不动，必随气之转动，而血亦运行而
不息，如日月之丽天，而无所阻碍，如江河之行地，而无所壅
塞。所谓气如橐籥，血如波澜，营行脉中，卫行脉外，阴阳和而
水火藏，安有阳络受伤，血从外溢之理哉？奈何膏粱之人，暴怒
而伤肝阴，忧思而伤心脾，酒热而伤肠胃，阴血无不受亏；惟色
欲过度，损伤肾气者为最剧。当此之时，真阳失守于阴分而无
根，虚火浮泛于上，致营行迟而卫行疾，营血为卫气所迫，而上
逆肺窍，脏伤而血妄动，咳血、咯血、唾血之候见矣。即胃火炽
盛，而血大吐，乃阳明之本病，固不待言，至若怒气上逆而呕血

者，肝木之邪乘胃也。欲火上炎而呕血者，火发源泉，阴邪之乘胃也。由此观之，凡五志之火，皆能及胃而奔迫上冲，直出咽窍，腑伤而血妄溢，或暴吐而色鲜，或暴脱而色黯矣。盖血出喉窍，逆行气道，病虽在上，而根在下，病虽在肺，而源在肾，故赵氏谓咳嗽咯唾之血，皆少阴之火上奔，以子母相顾，金水相生，呼吸相应者，而尽属肾病也。若血出咽窍，虽属多气多血之海，较脏血上溢，而杀人之烈者为稍轻。然气血由此而亏，营气由此而耗，谷气由此而减，其能免虚虚之祸乎？是以医家当审病情轻重，凡偶有所伤，而根本未摇者，轻而易治；内有所损，而症剧脉数者，重而难疗，如肝肾阴虚，或为咯血，或为咳血，或为唾血，而脉静芤大，或细弱微弦，惟用甘醇补阴，培养络脉，使营气渐回，而阴火归根；如血久咳逆，阴亏已甚，而脉急浮大，或弦细紧数，虽投壮水益阴，培补肺肾，奈真元已败，而脏损无救。如咯血过多，骤伤真阴，龙火不归宅窟，斯时脉则微细无神，症则自汗喘促，声则语言低微，此危急虚脱之险症，大进参、地、鹿茸、附子、童便之属，回元气于无何有之乡，救真阳于将断绝之时，所谓引火归元，逆者从治，或冀回生于万一也。如阳明积热，吐血成块，有火证火脉可据，治宜清火而血自安，犀角地黄汤主之。如怒动肝火，载血上逆，从胃而吐者，治宜平肝而血自安，加味逍遥散主之。如劳伤心脾，血走空窍，从胃而吐者，治宜救本❶而血自安，归脾汤主之。如饮酒过多，脾胃受伤，而血从胃出者，葛花解酲汤主之。如欲念妄动，肾火冲逆于胃，而血从胃出者，治宜壮水而血自安，六味地黄汤主之。如阳虚阴走，胃中脱瘀，阴分受亏者，宜补精以化气，正元饮主之。阳分受亏者，宜补气以生精，八味生脉汤主之。又尝见暴吐失血，来如涌泉，垂危于顷刻者，速以补气为主，盖有形之血，不

---

❶ 救本：底本作"救本"，部分版本作"平肝"。

能骤生，无形之气，所宜急固，但使气不尽脱，则命犹可保，血渐可生。须用人参二两为末，加飞罗面钱许调服，此正血脱益气，阳生阴长之法也。大抵上逆之血，宜补水以制火，而寒凉不可轻投，宜补阳以生阴，而反治多有奇效。且土为万物之母，有生化精血之能，胃为五脏之本，有灌溉一身之力。古人有言：一切血症，须以四君胃药收功，盖深知阴血生于阳气，而脾土健运，则中焦取汁，变化为赤，司命者，其可不惓惓于东垣《脾胃论》而加之意哉。

失血之人，非有大损于脏腑，则血不易以至，断未有真阴足而血妄动者，亦未有元气充而血不摄者。惟深明阴阳之理，议论自突过前贤。

犀角地黄汤

生地　白芍炒　丹皮　犀角镑末极细，各一钱五分

上将上三味，水煎去渣，入犀角末服。

加味逍遥散

当归一钱　白芍一钱　茯苓一钱　柴胡一钱　丹皮五分　栀子姜汁炒黑，五分　甘草五分，炙

上加生姜三片，水煎服。

归脾汤 见中风

葛花解酲汤

葛花一钱　豆蔻一钱　砂仁一钱　青皮六分　白术四分，炒　神曲四分，炒　干姜四分　人参三分　陈皮三分　茯苓三分　猪苓三分　泽泻四分　木香三分

水二盅，煎一盅服。

六味地黄汤 见眩晕

正元饮

熟地七八钱，甚者一二两　当归三钱　甘草二钱，炙

水二盅，煎八分，温服。

八味生脉汤

四君子汤俱见中风

肺痈

肺痈为病，始萌之时，最易惑人，极难识认。医家误作风寒，见咳治咳，用药不应，及酝酿成脓，倾囊吐出，方知肺内生痈，已为棘手之候，是亦未尝察脉辨症，而竟以人命为草菅者也。盖肺属西方之位，为五脏之华盖，内司呼吸，外充皮毛，其色白，其时秋，肺金独旺于秋者，应其轻清之候也。倘有所克，其病自生。故患肺痈者，或因腠理不密，外邪所乘，而内感于肺；或因烟酒炙煿，内蕴积热，而薰蒸于肺。其症恶寒发热，咳嗽声重，胸膈隐痛，鼻塞项强，气血稽留，日久则鼻流清涕，咳唾脓血，腥秽稠浊，甚则胸胁胀满，呼吸不利。其脉未溃之先，或浮紧而数，或洪大而数；既溃之后，或芤大而数，或弦细而数。初发宜甘桔汤、黑豆汤加减，解毒开提；已成宜百合固金汤加减，滋水清金；溃后宜用六味汤加减，补阴保肺。诚以清肺之热，救肺之气，则肺不致焦腐，其生乃全。盖清一分肺热，则存一分肺气，而清热必须散其火结，涤其壅遏，以分散其势于大肠，令脓血浊沫，日渐下移，因势利导，乃为不易之良法也。夫肺为娇脏，属太阴而体燥，必被火热之毒内攻，致脏伤而脓血外泄，医者不知益肺之虚，救肺之燥，生肺之液，反恣胆妄投燥热之药，其能堪此虚虚之祸？况难成易亏之阴，日为脓血剥削，而多气少血之脏，势必熇熇不救。且今日之人，入房太过，肾水素虚，而母病及子，化源益弱，咳嗽增而虚象现，由是肺喘生胀矣，声出音哑矣，潮热口渴矣，食少下泄矣，痰如米粥，肌瘦如柴矣。病势至此，皆由医学无传，用药误治之明验；而救治之法，舍参芪补气，熟地补血，安能起垂危于万一耶？大抵血热则肉败，营卫不行，必蓄为脓，是以《金匮》以通行营卫为第一义，而脾旺则生金，津液流行，痰嗽渐减，是以《内经》有欲治其子，先健其母之旨。薛氏云：脾土亏损，不能生肺金，肺金不能生肾水，故始成则可救，脓成则多死。苟能补脾肺，滋肾水，庶有生者。若峀攻其疮，则脾胃益虚，鲜有不误者矣。夫火热为害，肺气壅塞，须用升提之品，俾清虚之脏，毋致瘀滞而不通。即气血暴丧，辛金受困，更宜补元之法，俾坚刚之体，全赖血液而润枯。后之学者，于《金匮》肺痈论而熟读之，则其治是症也，庶不致误投于初病矣。

肺痈之症，初起难于辨别，既成拘于清热解毒，千人一类，用开提补元，可为万世之良法。

甘桔汤见喘症

黑豆汤

黑豆二钱　甘草四钱

水煎服。

甘草干姜汤

甘草四两，炙　干姜二两，炮

上咀片，以水三升，煮取一升五合，分数次温服。

百合固金汤

生地二钱　熟地三钱　麦冬一钱五分　贝母一钱　百合一钱

当归一钱　白芍一钱　元参八分　桔梗八分

水二盅，煎八分，食远服。

肺痿

　　肺痿一症，《金匮》治法，非不彰明，奈混在肺痈一门，精意难解，然论脉条中，谓脉数虚者为肺痿，数实者为肺痈，虚实之辨，可谓详悉。医家能细心会悟，决不以肺痿之虚症，而误作肺痈之实热矣。夫肺为五脏之华盖，其位至高，其质至清，内主乎气，中主乎音，外司皮毛，人生血气充足于内，水火互藏其根，斯娇脏无畏火之炎，金水有相生之用，肺气安得受克而痿弱不振者乎？无如先天之禀既亏，复又房劳不慎，戕贼真元，根本摇动，致肾水亏而相火炽，上薰肺金，金被火刑，观其症，则咳嗽失血矣，寒热往来矣，盗汗侧眠矣，音哑咽痛矣，上呕而下泄矣。切其脉，或浮大空数，或弦细而涩数矣。病势至此，形体消削，咯吐瘀脓，色如桃花，或如米粥，此病剧而变肺痿之恶症，竟为百死一生之危候，医药难救，其奈之何哉。虽然病固难救，而必欲立法以救之，则责在补肾水以镇阴火，生津液以润肺燥，更宜参芪河车之属，填实下元，补真气以通肺之小管，以复肺之清肃，所谓补其肺者益其气，补其肾者益其精，庶可起垂危于万一也。夫人身之气，禀命于肺，肺气清肃，则周身之气莫不服从而顺行；肺气壅浊，则周身之气易致横逆而犯上。彼肺痿之形象，与肺痈似是而实非，肺痿发在病虚之后，肺痈发在无病之初也。肺痿咳白血而吐涎沫，肺痈则咳臭脓而胸胁痛也。肺痿人肌瘦而神倦，肺痈人体实而强壮也。肺痿病久，始洒寒而潮热肺痈初发，则毛耸而恶风也。肺痿脉芤数而无神，肺痈脉浮数而有力也。种种症脉不同如是，是肺痿为虚，误以肺痈治之，是为虚虚；肺痈为实，误以肺痿治之，是为实实，实实虚虚，损不足而

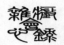

益有余，如此而死者，医杀之耳。余也察色按脉，分别虚实，审病情之吉凶，求此中之顺逆。大约从外因而成肺痈者，急宜调治，虽肺伤而尚可补救；从内因而成肺痿者，多方培补，奈肺枯而百法难疗。庸手不知仲景肺痿之论，虚实混治，两症欠明，惟用金银花清热解毒，甘桔汤极力开提，喘咳痰鸣，危在旦夕。病家情急，遍阅方书，始知肺痿之症以告医，医家蒙昧，学浅才疏，又误认痿躄之候而着想，指鹿为马，伤人性命，莫此为甚也。呜呼！以坚刚之体，忽变衰靡之象，无非木火炎于上，君火灼于中，肾气不相顾，土气不相救，而阴液内耗，白血外溢，肺脏之真气尽泄，金能保其全乎？自今以后，后学能知病之原，察病之情，熟读仲景《金匮》方论，讲究甘草干姜等汤，生心化裁，神明运用。于肺痿一症，思过半矣。

洗发脉因症治之理，已属最上一乘，又想见作此论时，真有笔歌墨舞之乐。

人参养肺汤 治咳吐痰涎，色白痿顿，脉大无力，肺虚之证。

人参一钱五分 白茯苓一钱 炙甘草一钱 黄芪一钱，蜜炙 阿胶一钱 五味子二十粒

水煎温服。

甘草干姜汤 治咳唾痰涎，咽燥而渴，肺经虚热。

甘草一钱 干姜一钱

水煎温服。

人参平肺汤

人参 天冬各四钱 橘红五钱 知母七分 甘草 茯苓 地骨皮各三钱 桑白皮一两

每服五钱，入姜水煎服。

胎疟并三日疟

按：疟疾一症，《内经》详言之，先贤备述之矣。至于人生初次发疟，则为胎疟，古人未有发明，患此者延缠难愈，轻则月余，重则数月，或变虚咳，或变浮肿，多致丧命。即体实之人，亦成疟母，为终身之患，是可悯也。盖疟乃暑邪，伏在募原之间，呆在少阳之界，不同伤寒、温疫传里之险。常发疟者，数发之后，邪无所容，即从毛窍熟径而出，霍然愈矣。若胎疟之作，膜原忽被其耗扰，复又缠绵不已，气血由此大亏，兼之隧道少疏通之机，毛窍非熟由之路，正愈虚而邪愈陷矣。予悟此理，初发投小柴胡汤加减数剂。阴虚者，改用救阴补元之法；阳虚者，改用温养元阳之法，俱重加人参。俾营卫正气大盛，则膜原流连之邪，斯时急走隧道之间，肌腠虽非熟径，而自有不能不出肌腠之势矣。或问曰：胎疟之故，既得闻命矣，乃三日疟，尤难愈于胎疟，抑又何也？余曰：膜原之界限，宜分阴阳浅深之不同，营卫之气血，亦分阴阳盛衰之各异。在膜原之浅者，阳盛于阴，阳盛则正强而邪弱，随卫气出入，而疟难久留；在膜原之深者，阴盛于阳，阴盛则邪胜而正弱，居营气之间，而疟多伏藏。所以邪中浅者，一日而作；邪中深者，间日而作；邪中极深者，间二日而作也。汪机云：三日一发者，非入于脏也，由气血盛衰而然。气血未补，未至于强健，已补强健，邪无容留矣。可见邪伏募原之深界，而离肌腠之路远，须宜阳分助气之药，加血药引入阴分，方可掣起，如是则气血大盛，邪不攻而自走，经所谓邪正不两立也。或又问曰：募原之界，营卫之道，安有浅深盛衰之不同，子言得毋谬乎？余曰：经言邪气内薄于五脏，横连募原，其道远，其气深，其行迟，何得无浅深之分？经言阴阳上下交争，虚实更作，阳并于阴，则阴实而阳虚，阳盛则外热，阴虚则内热，何得无盛衰之别？但募原本是少阳表里之界，营卫既分阴阳，而在表者，又属阳中之阳，阳性动而行速，故邪出表易；在里者又属阴中之阴，阴性缓而行迟，故邪出表难。一迟一速，相拒交争，而所发之时日不同矣。经曰：阴气多而阳气少，故其发日远，阳气多而阴气少，则其发日近。又曰：其间二日者，邪气与卫气客于六腑，而有时相失不能相得，故休数日乃作，此之谓也。此症初发，用补中益气合桂枝汤，升其邪陷于阴经；久发肾阴虚而疟不止者，用六味合生脉散，以补其真水；久发肾阳虚而疟不止者，用人参养营汤、八味汤，以补其真火；久发脾胃虚而疟不止者，用四君子汤，或六君子汤以补其脾土。总之，此症本于根原内空，卫外之阳不密，邪有隙而可乘，惟重加参术，煎汤吞八味，久服自有神功。血亏甚者，加当归；气弱甚者，加黄芪；若阴虚火盛者，二母汤吞六味丸；或阴虚火盛而胃滞者，二母汤吞独何丸，治疟之法，不外乎是，舍此而他求，势必变症百出矣。

理从悟入，每遇病机，他人苦思之而不能得，即偶得之而格格不吐，一经悟思，偏出之亹亹，其神于医理者乎。

胎疟

小柴胡汤

人参二两　柴胡八两　半夏半升　黄芩三两　生姜三两，切片
大枣去核，十二枚　甘草三两，炙

上药用水一斗二升，煮取二升去渣，再煎取三升，温服一升，日进三服。

三日疟

补中益气汤 见暑症

桂枝汤

桂枝三两，去皮　芍药三两　甘草二两，炙　生姜三两　大枣十

二枚，去核

上用水七升，煮取三升，服一升，日三服。

六味汤　**八味汤**俱见眩晕

四君子汤　**六君子汤**　**人参养营汤**俱见中风

生脉散见燥症

二母汤

知母　贝母各等分

水煎服。

独何丸

何首乌黑豆拌，蒸

为末，炼蜜丸，如梧桐子大，每早滚汤下四钱。

痢疾

愚按：痢疾一症，非六淫之邪所感，瓜果生冷所伤，而后始有此患也。余尝观古法相传，谓炎暑大行，相火司令，酷热蓄积为痢，近日医家皆宗其说，不知暑乃六淫之一，中暑而发热者有之，受暑而发疟者有之，与痢症毫无关涉，医用其法者，往往取效少而伤人多。夫痢症即时疫中浊邪中下，名曰浑者是也，邪毒入胃脘之上焦，则浮越于肌表，而恶寒发热；邪毒中胃脘之下焦，而走入大小肠，则剥脂膏之脓血，而后重急，邪毒出肌表，由三阳而传入三阴，入里杀人。邪毒在肠脏，致恶饮食而败脾胃，绝谷杀人，若下痢而兼寒热者，杀人尤速。此疫邪入胃之不同，而见症之各别也。盖天地不正之杂气，种种不一，而痢症疾速，亦杂气所蛊，病遍于四方。延门阖户，一人病此，人人亦病，此始也感受于天，继也传染于人，其为气所感召，已明验矣。且经不云乎，夏伤于暑，秋为痎疟，未见传染也。因于暑，烦则喘喝，静则多言，未见传染也。

脉虚身热，得之伤暑，未见传染也。而痢疾之传染，益信暑热之无与，况杂气所著无方，或发于城市，或发于村落，他处安然无有。杂气之所发无定，或村落中偶有一二所发，或一年中竟无一人所感，而暑热则每岁时之所必有，瓜果每夏秋之所必熟，何值此痢疾不发之年，虽暑热酷烈，瓜果多食，卒未见滞下而广行如此，则不辨而自明矣。而余谓疫邪作痢之说，亦不为无据矣。此症初治，宜用黄金汤，解疫毒而救胃气，继用四君子汤，扶脾土而补元气，久则用八味加参汤，补真元而生土气。经曰：肾为胃关，主二便而开窍于二阴者也，即体实受邪，于黄金汤中加黄连一味，无不捷应；若兜涩太早，休息久痢，邪在肠间，体实余邪不下者，宜犀角地黄汤，或巴豆霜丸；体虚余邪不下者，宜六味归芍汤，或桂附八味丸，此治痢大略之法也。若症见脓血切肤，少腹必急痛也，赤白刮下脂膏有浅深也。里急后重，或寒或热而下迫，或气虚而下陷也。口渴引饮，或液少而亡阴，或胃热而火炽也。是以治痢之诀，要在虚实寒热得其法，则万无一失矣。第疫气之来，有一无二，而人生禀赋不齐，虚实寒热各殊，虚体受邪，则为虚痢，实体受邪，则为实痢，寒体受邪，则为寒利，热体受邪，则为热利，司命者其可不详察欤。呜呼！余曾见痢疾蜂起，医者洋洋得意，谓家人妇子曰：滞下发矣，正吾技之擅长，可操必胜之术也。及其举方，非槟朴之破气，即承气之攻下，未几呕恶恶食之变在先，冷汗呃逆之变在后，医家至此而技穷，病家至此犹不悟。推其故也，缘误认暑热瓜果之利害，不明疫邪入肠之伤人，岂知疫痢之恶，能绝人之谷，剥人之脂，损人之脾，伤人之胃，耗人之气血，正气为邪毒败坏如是。而医尚惓惓于香连，切切于承气，极之不可救，而莫可如何也。吁！医过矣，医过矣。

自制黄金汤

黄土五钱　扁豆四钱，炒　谷芽二钱，炒　茯苓一钱　黑豆三钱

甘草八分　白芍一钱五分，炒　生姜三片　金银花三钱　五谷虫二

钱，炒，研　扁豆花十枚

水二盅，煎八分，不拘时服。

立方精确，可为一百十四方矣。

四君子汤见中风

八味加参汤见审虚实

犀角地黄汤见吐血

巴豆霜丸

巴豆去皮心，研

饭捣为丸，每次滚汤下四五粒。

六味归芍汤见中风

桂附八味丸见眩晕

挛症

愚按：拘挛属肝，肝主身之筋也。古书有风、寒、湿、热、血虚之不同，然总不外亡血，筋无荣养，则尽之矣。盖阴血受伤则血燥，血燥则筋失所滋，为拘为挛，势所必至，又何待风寒湿热相袭，而后谓之拘挛耶？且精血不亏，虽有邪干，亦决无筋脉拘急之病，而病至坚强，其枯可知。治此者，必先以气血为主，若有微邪，通不必治气，血复而血脉行，邪自不能留，何足虑哉？《内经》曰：阳气者，精则养神，柔则养筋；又曰：足受血而能步，掌受血而能握，指受血而能摄，此之谓也。

挛主血虚，一洗风寒湿热之妄见。

养血舒筋汤　治血虚不能荣筋而挛症作。

当归二钱　白术二钱，土炒　茯苓一钱　沙参一钱五分　麦冬一

钱 枣仁一钱，炒，研 牛膝一钱 苡仁二钱 丹参二钱 何首乌二钱

加桂圆肉五枚，水煎服。

膈症

愚按：膈症，病在上焦，而其原实在下焦。饮食下咽，至膈不能直下，随即吐出，乃贲门为病。血液干枯，胃口收小，初病浆粥尚可入，病久饮食俱难下。盖血液枯熇，津液不润，凝结顽痰而阻塞胃脘者有之；气结不行，血滞成瘀，而阻塞胃脘者有之，第贲门之熇，顽痰之聚，瘀血之阻者，皆由忧思过度则气结，气结则施化不行；酒色过度则伤阴，阴伤则精血耗竭，运守失职，而脾中之生意枯，五液无主，而胃中之津液涸，缘虚阳上泛，挟冲任二脉，直上阳明，贲门终日为火燔燎，迫之又迫，不熇不已，是以隔塞不通，食不得入矣。虽然，膈之食不得入为有火，与反胃之食久复出为无火，迥乎不同。而膈症之火，其根实发乎肾，若肾中水亏，不能摄伏阳光，而虚火不藏者，治宜壮水之主，从阴引阳，而焰光自敛。若肾中火亏，不能生化元气，而龙火不归者，治宜益火之源，补阳生阴，而真气上升。如是则血液有生动之机，贲门有滋养之润。胃司受纳，而脾司传化矣，夫酒色操心之辈，多有此症，为虚为实，不辨自明。若刘氏下以咸寒之味，损胃尤烈；严氏分有五膈之名，惑人失从。不若养血益气，以通肠胃，补阴助阳，以救本原，则大便润而小便通。下既宣通，必无直犯清道，上冲贲门之患也。奈何学浅庸工，泥于气结不行，阻碍道路之故，妄投辛香破气，化痰清火之药，谓病生于郁结，而骤开之。或得效于顷刻，终必至于干枯委顿而毙者，不可胜数也。张鸡峰云：病在神思间，谓养其神，清其思，而后

津液归聚于胃中，庶能稍延岁月。病膈者，其可不达观而返观内照耶？余阅历数十载，见年少者无此患，年老者有此症，其为气血之亏，水火之弱，上焦之枯，肠胃之燥，已明效大验。治此者不急急求脾肾根本而补救之，而反从事于开关诡异之法，以为捷径也，以为得计也，以为理是也。噫，医亦愚矣哉！

膈之因，本于阴阳之虚，自当补救根本，泥于气结，投以破气，去病远矣，主此论以治膈，不有春回寒谷哉。

六味地黄汤

八味地黄汤俱见眩晕

通幽汤　治幽门不通，上冲吸门，噎塞不开❶，气不得下，大便艰难，名曰下脘不通，治在幽门。

当归身　升麻　桃仁　红花　甘草炙，各一钱　生地黄　熟地黄各一钱

加麻子仁三钱，水煎服。

秘方　治噎膈

童便　牛羊乳　韭汁　竹沥　蜜　姜汁　甘蔗汁

和匀温服。

又方　以手巾裹杵头糠，时时拭齿，或括下杵头糠，口内含之。

盗汗

盗汗者，乘人睡熟而出，意同盗贼之义也。盖本原充实者，睡则神气收敛于内；本元不足者，睡则神气浮越于外，汗亦因之流溢。总之，由阴不平而阳不秘耳。夫寤寐皆由卫气为主，昼行于

❶　噎塞不开：底本作"噎塞不门"。今据李东垣《兰室秘藏》卷下"治幽门不通，上冲吸门，噎塞不开，气不得下，大便艰难，名曰下脘不通，治在幽门"而改为"噎塞不开"。

阳，动则为寤，夜行于阴，静则为寐。卫气行里，则表中阳气不致，平人营卫调和，虽毛窍开发，而津液内藏。若肾失闭藏之职，肝行疏泄之令，水虚而火炎，卫强而营弱，内热蒸蒸，气化汗泄，亦毛窍疏豁，有隙可乘也。寤则目张，行阴之气复还于表，而肌腠秘密，汗欲出而无由矣。治法宜滋阴以荣内，益气以卫外。薛氏云：肾气虚弱，盗汗发热者，用六味丸；肾气虚乏，盗汗恶寒者，用八味丸；气血俱虚而盗汗者，用十全大补汤；阳盛阴虚者，用当归六黄汤；伤寒盗汗，责在半表半里，胆有热也，用小柴胡汤。是在医家运用变化之妙，而不得胶乎一定之则也。

寤则目张，行阴之气复还于表。数语尽得盗汗之秘。

六味丸

八味丸 见眩晕

十全大补汤

熟地三钱　当归三钱　人参二钱　茯苓二钱　白术二钱，炒　白芍二钱，炒　川芎一钱　肉桂一钱　黄芪一钱，炙　甘草一钱，炙

水二盅，煎八分，食远服。

当归六黄汤

黄芪二钱，炙　当归一钱　生地一钱　熟地一钱　黄柏五分　黄连五分　黄芩五分

水煎服。

小柴胡汤 见胎疟

脉间止变喘满症论

今夫脉理精微，诊切艰难。口不能言传，指不能区别，求其得于心、应于手，识病情而知生死者，盖亦寡矣。夫脉之原也，资始于肾，资生于胃；营行脉中，卫行脉外，脉不

自行，随气而至，气动脉应。十二经中，皆有动脉，不独手太阴寸口一经，而诊定生死，则必不外于手太阴寸口者，何也？以此经属肺，主气而司呼吸，五脏六腑之气血，皆会于此；人一昼夜，凡一万三千五百息，脉行五十度周于身，营卫行阳二十五度，行阴亦二十五度，为一周，故五十度复会于手太阴寸口者，五脏六腑之所终始，故法取寸口也。是以诊脉之法，有三部九候；一部中，有浮中沉三候。诊有百五动，六部亦如之。往来不止者为无病人，而五十动有止者，又可以决生死而起垂危，切脉其可忽乎哉？《脉诀》谓间至有促、代、结之不同，有阴阳生死之各异，有痰积、有狂斑、有毒疽、有气衰、胎堕等候，要皆真元败而气血枯。无论其促代结之分，则二三十动之间，时间一止者，其离根尚浅，犹可延缠岁月；若三五动一止、二三动一止者，其离根已近，死期将至。其见症也，岂止如《脉诀》所云痰积、狂斑、毒疽、胎堕等类者哉。余阅历多载，切脉初知，见症颇多，大约三五动一止，二三动一止之脉，初病必气短，间亦咳嗽，渐变面浮足肿，剧之则遍身浮气，腹大囊肿，不得平卧，水泛为痰，谷食日减，已成不可救药。而医者曰：间止之脉，老人不为病；即病矣，亦不过痰阻经络，壅塞不通，不足为虑也。呜呼！病家闻此说，即深信医而任之专；医家进此说，则大剂药而攻之速，不知间止乃生死相关，攻伐骤进，气血骤竭，可以计日而亡矣。夫脉以气血为贯，间止则气血不续，三五一间、二三一间，则气血更不续矣。初病有气短之验，医独未之见乎；间止而变喘满，医独未之闻乎。盖此症由于肺肾，肺主诸气，肺气虚则喘咳；肺主皮毛，肺气虚则浮肿；肺司呼吸，肺气虚则脉不贯；肺主通调水道，肺气虚则小便短少，溢于肌肉毛窍。水出而尤根源于肾，以肾为生气之源，金水相生，子母之脏。《内经》曰：其本在肾，其末在肺，皆聚水也，即此之谓。且气短在先，浮肿在后，为母传子，即脉不间止，已属逆症，况间止而先喘后满，无胃气者乎。纵有良医，日投八味参芪之属无益矣。经不又云乎：呼出心与肺，吸入肾与肝，脉随呼吸，为性命之根蒂，生死之源头，岂容间断？庸手不悟，切脉艰难，而曰痰凝气滞，老人不为病也。其信然耶？其不然耶。

附案

洪坑洪翰思先生，年七旬有二，己巳六月患背疽，疽愈后大便泄泻，且有血，脉息沉细，三五至一间，至十二月渐变气促咳嗽，遍身浮肿，腹大囊大，夜不能平卧。诸医皆云气血凝滞，风邪未清，药投几脱，请余一诊。余辞不治，姑与参、地、河车之属投之，半月足流黄水，气消咳减，一月全瘳，惟间止之脉不退，延至五月复喘肿而卒。

脉至间止，无论结代，总属不治，特有迟早之异耳，得此明论，颠扑不破，而行文亦有韩苏手意，那得不压倒一时。门人敏识

两仪煎　治肺肾亏虚，永❶息间止。

人参一钱　熟地三钱　陈米五钱，炒

水煎服，或倍为丸。

---

❶　永：底本作"永"，据上下文当系"脉"字。

下　卷

疫症

疫病，是天地不正之异气，四时皆有，能传染于人，以气感召，从口鼻而入，不比风寒，乃天地之正气，从皮毛而入，不传染于人者也。又与疟相似，但疟乃天地暑热之正气，呆在少阳一经，不传染于人，寒热各半，不比疫病，起始凛凛恶寒，继而大热，昼夜不退。寅卯二时，是疫病交关之所，此时热可暂退，过此又发大热矣。疫病亦有间日发寒热者，但发时寒短热长，不呵欠，不鼓颔为异耳。医家大病概认作伤寒治，误谓邪从毛窍而入，药进羌防，以散太阳之邪，又谓为少阳阳明二经，药进柴葛，以散少阳阳明之邪。不知疫从口鼻而入，多在募原少阳之界，亦在胃中阳明之腑，表散不惟疫不能解，反耗一身津液元气，邪反乘虚入里，或传少阴，或传厥阴，人事昏沉，而元气败坏，血液耗灼，未有不死者矣。故余创立救阴解疫毒一方，初病即用，意谓先补正气，正旺则内脏坚固，邪无由而入，阴回则津液内生，邪不攻而自走，张仲景建中汤之意也。且内有甘、豆、银花、黄泥之属，解热毒之邪于扶正之中，又何患热不退而病不痊耶？若其人本体素虚，服救阴而不效，则从而用八味以救阳；其人本体脾虚，服救阴而不效，则从而用补中、异功之属以救土，此又法之变也。

治疫妙法，创自己见，真辟地开天手也。先生屡治屡效，乾隆壬申岁，活人无算，立有医案，其功伟哉。

新制救疫汤

黑豆三钱 绿豆三钱 白扁豆三钱 贝母一钱 甘草一钱 金银花二钱 丹皮一钱 当归三钱 玉竹三钱 老姜三片 大生何首乌五钱 黄泥五钱，泄泻者当归易丹参 赤饭豆三钱

补中益气汤见暑症

建中汤

胶饴一升 甘草一两，炙 桂枝去皮，三两 芍药六两 大枣十二枚，去核 生姜切片，三两

水七升，煮三升，去渣，纳胶饴，微火消解，温服一升。日三服，呕家不用建中，以甜故也。

异功散

人参二钱 白术二钱，炒 陈皮一钱五分 甘草一钱，炙

加姜枣，水煎服。

新增医案附后外，有历年疫病危症医案一集嗣刻。

程维新，年五十二岁，乾隆辛酉九月八日，忽然微寒发热，医用发表消导药，热不退，易医用清凉之剂，不应。又易一医诊之，用达原散加黄连、知母、花粉之属三剂，人事渐倦，寒不成寒，热不成热，小便如血，延余视之。诊其六脉如丝，舌白无胎，急进归脾汤加减，寒热始退，六脉方起，神色方转，饮食方进。再进数剂，霍然而愈。倘执脉伏，为内热未解，忌用补剂，仍投承气下之，焉有生理？

余妾王氏，年二十四岁，乾隆乙丑八月十九日午间，忽恶寒发热，诊右关脉，模糊鼓数，即服何首乌、丹皮、麦冬、玉竹、当归、白芍、甘草、黑豆、贝母之属。是夜发热至天明，次早又进前药，加丹参、地骨皮，午后又进第二剂。是夜壮热到天明，早诊脉仍数而无伦，舌白苔，说话带硬，进六味汤，加麦冬、归、芍、玉竹之属服。粥后余出外回，室人程氏告余曰：病者渐昏，谵语痴笑，呃逆，大便自遗，得毋（其他版本作"毋"传经乎？余诊之，果入里也，急投人参二钱，和童便灌之。薄暮热退，呃逆止，下利

亦止，人事稍清，如是热退者三日夜矣，至三日又发热如疟，仍进前药，延缠半月，寒热渐退，未几又变咳嗽，面浮喘而不得平卧，用六味合固金汤之意，加减不应，改用八味加减亦不效，事急矣。进大剂阴阳两补之药，如熟地、枸杞、人参、麦冬、菟丝之属，服至八十余剂，然后嗽止气消而愈，月事阻有半载方通。始终不服表药，得以保全，附此为发表者戒。

小女年十四岁，乾隆癸酉七月二十六日，下午忽恶寒发热，天明始退。是日余往歙西，四更方回，因未服药，次早诊其脉，弦数而大，头眩呕吐，舌心焦黑，用何首乌、当归、玉竹、黄泥、甘草、金银花、黑豆之属投之，至夜稍安。二十八日早，又大发热而不恶寒，诊脉仍数大，惟舌焦黑全退，头眩呕吐未止，于前方加参须一钱，服一刻，热退其半，二十九日再进前药，变疟疾五发而痊。汪蕴谷识

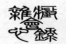

温疫论

时疫一症，何自而起哉？起于非其时而有其气，是为天地之厉气，是为不正之异气，沿门排户，传染于顷刻之间，流散四方，杀人于数日之内。医家不知疫毒之烈，而概以伤寒之法施治，无怪乎病愈急而药愈乱，不死于病，而死于医；不死于医，而死于圣经之遗亡也。夫厉气之来，有从鼻而入者，则伏于募原；有从口而入者，则中于胃腑。其间体实而受邪者有之，体虚而受邪者有之，本热而假寒者有之，本寒而假热者有之，非可尽投膏、黄，纯用芩、连，而专以丹溪、河间为法者也。盖时疫之初发，与伤寒似同而实异，时疫之传变，与伤寒似异而实同。当其邪在三阳也，恶寒壮热，头痛身痛，口渴引饮，呕吐下利，脉大而数，又可吴君立达原一方，乃驱邪离散，直达巢穴之药；白虎、承气乃辛凉推荡清火逐邪之剂，惟壮实之体投之，可谓万举而万全。倘遇内虚之辈，白虎失之过寒，承气失之过攻，苟非神明变化，别会长沙公

之秘旨，未有不误人于反掌间者矣。至于邪陷三阴，脏气受敌，其见症也，神昏目定，撮空捻指，谵妄舌黑，脉沉细而数，种种恶症叠出。吴君用仲景法，投承气汤，非不尽善，第恐正弱邪强，证实脉虚之辈，当此邪传三阴，元气由邪热而亏，胃气由邪热而耗，脏气由邪热而伤，不知变计，徒拘攻下一法，虚虚之戒，可不慎欤！独是今日医士，不究疫病之原，识病之情，仅以消散之品混治，至七八日间，忽然内陷，斯时既不敢用参附以回阳，又不敢用归地以生阴，展转思维，向病家言曰：与其委之莫救，不若复进膏黄芩连之属，冀厥少回而疫邪解，未可知也，斯言也。强壮而脉实者耶，痞满而燥实者耶，膏黄芩连之投，固其宜也。不然三阴之经，与脏气相近，非察脉辨症，而药味杂投，其亦不知厥逆连脏之旨，而深长思矣。余兄广期，谓疫病乃热毒为害，治法以逐疫解毒为第一义，因设立乾一老人汤一方，除疫毒而退热邪。正如喻氏所谓：上焦如雾，升而逐之，兼以解毒；中焦如沤，疏而逐之，兼以解毒；下焦如渎，决而逐之，兼以解毒之意同，而可称为治疫之圣药也。呜呼，《周礼》之傩方，相氏掌之，为逐疫也；元旦汲清泉，以饮芳香之药；上已采兰草，以袭芳香之气，为逐疫也。若我朝圣天子在上，春无愆阳，夏无伏阴，秋无凄风，冬无苦雨，当是时也。厉气潜消，异气不发。太和之气，瀰满乾坤。斯民无夭扎，而人臻寿域矣。

乾一老人汤

黑豆五钱　甘草三钱　金银花五钱　鲜黄土五钱

水煎服。

达原散　治疫症初起。

槟榔二钱　厚朴一钱　草果仁五分　知母一钱　白芍一钱，炒黄芩一钱　甘草五分

水二盅，煎八分，午后温服。凡疫邪游溢诸经，当随经用引，以助升泄。如胁痛耳聋，寒热呕而口苦，此热邪溢于少阳经也，本方加柴胡一钱；如腰背项痛，此邪热溢于太阳经也，本方

加羌活一钱；如目痛，眉棱骨痛，眼眶痛，鼻干不眠，此邪热溢于阳明经也，本方加干葛一钱。

白虎汤 治疫症脉长洪而数，大渴大汗，通身发热。

石膏—两　知母五钱　甘草—两　炒陈米—撮

加姜煎服。

大承气汤 以下三承气汤，惟热邪传里，脉实症实者宜之；体素虚寒及未传里者禁用。

大黄五钱　厚朴—钱　枳实—钱　芒硝三钱

加姜煎服，弱人减半，邪微者各复减半。

小承气汤

大黄五钱　厚朴—钱　枳实—钱

加姜煎服。

调胃承气汤

大黄五钱　芒硝二钱五分　甘草—钱

加姜煎服。

按：三承气汤，功用仿佛。热邪传里，但上焦痞满宜小承气汤。中有坚结者，加芒硝耎坚而润燥。病久失下，虽无结粪，然黏腻极臭，恶物得芒硝、大黄有荡涤之能。设无痞满，惟存宿结，而有瘀热者，调胃承气宜之。三承气功效俱在大黄，余皆治标之品也。不耐汤药者，或呕或畏，当为细末蜜丸汤下。

黄疸

发黄一症，有内伤阴阳之不同，外感伤寒时疫之各别，伤寒期十八日而始痊，时疫待阳明解而热退。内伤之阳黄，热湿郁在胃也，而其源本于脾虚；内伤之阴黄，寒湿蓄在胃也，而其源本于肾虚。古人虽分有五疸之名，而要不外于脾肾；盖脾气旺则能散精于肺，通调水道，下输膀胱，何热郁而生湿之有？肾气壮则火能生脾土，而中州运行，何寒蓄而生湿之有？纵实体而受湿热，虽进清利之品在先，亦必培土之味在后，而始收功也。余尝治阳黄之症，大补脾阴之中，少加茵陈、栀子；治阴黄之症，大补肾元之中，重加参、术、炙芪，莫不应手取效。不然，徒知湿之可利，热之可清，攻伐多进，脾元败而肾元亏，中满之症变，虽长沙复起，亦无如之何矣。又有疫病发黄，邪热在阳明，脉数发热，口渴引饮，大便秘结，小便赤涩，宜陈皮、扁豆、谷芽、神曲、黑豆、甘草、石斛、麦冬、赤茯苓、何首乌、车前子、鲜黄土之属，解疫毒而救脾胃，俾邪从阳明解而出表为顺也。若其人平日脾肾素虚，虽邪热在阳明，而脉细无力，人倦少神，冷汗自出，大便不实，小便黄赤，急宜参、术、归、地，脾肾两救，庶不致内传厥、少，而有虚脱之险也。倘黄未退而瘀血先下，此阴络已伤，土气已坏，虽重进参术，万无生理者矣。盖外感之黄，热解而黄自消；内伤之黄，元回而黄始退。且外发体实者，投清凉可愈；内发元亏者，非补益不瘥。经曰：中央黄色，入通于脾。如阴黄肾中元亏，胃气不升，中央之地，失健运之常，脾之真色尽现于外，欲求其黄如罗裹雄黄也，不亦难哉？彼黄疸辈，两目如金，久久不退，一以湿热，由此而现，一以真色，由此而泄。阳明主宗筋，诸脉皆属于目，而上走空窍也。外此胃脘久痛，变为黄疸，此乃脾胃大亏，非内挟瘀血，即中藏痰饮，虚热者，救脾阴为急，虚寒者，救胃阳为先，庶不致有胀满之患矣。

阐发疸症，无一遗义。

上渡金嘉会，年三十七，平日嗜酒，己巳十一月，因食羊肉，又值梦泄之后，右胁急痛，数日不大便，始投破滞不应，继用桂附不效，再进攻下丸药，大便虽通而痛不止。适余在渠村中，邀去一诊，两脉细数，舌黑如墨，余曰：肝脾肾皆亏，内挟瘀血作痛，非停滞，非阴症，但先用破气温热之剂，后用大攻大下之药，是泥通则不痛之说，元气受伤而误投矣。治用扶脾养元，益血救肾之品，服下稍定。次日两目及一身发黄，易医不知内伤为害，反进分利清热之药，大下瘀血斗许，呃逆而亡。盖此症乃瘀血暴脱，阴络受伤之故。其发黄者，血蓄于中，元气不运，脾之真色尽现于外也。自识。

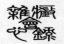

理脾阴煎　治阳黄之症。

南沙参二钱　白术二钱，土炒　茯苓一钱　山药一钱五分　白扁豆二钱，炒　陈皮一钱　甘草五分　茵陈二分　栀子五分　白芍一钱，炒　苡仁三钱　谷芽三钱，炒

水煎服。

培肾元煎　治阴黄之症。

熟地二钱　当归二钱　山药一钱　枸杞一钱　附子一钱　白术一钱五分　茯苓一钱五分　炙甘草一钱　炮姜八分　黄芪一钱五分人参一钱

水煎服。

四君子汤见中风❶

茵陈五苓散　清湿热利小便。

茵陈　猪苓　赤苓　白术土炒　泽泻各二钱

水煎服。

---

❶　中风：底本无，据前文内容补。

53

消渴

消渴一症，责在于下，肾水亏虚，则龙火无所留恋，而游行于中上。在胃则善食易饥，在肺则口渴喜饮，亦有渴而不善食者，亦有善食而不渴者，亦有渴而亦善食者，火空则发是也。若火灼在下，耳轮焦而面黑，身半以下，肌肉尽削，小便所出，白浊如膏，较之上中二消为尤甚。亦有上中二消，而及于下消者，勿泥看也。治法壮水生津，制火保元，而尤惓惓于救脾胃，盖水壮则火熄，土旺则精生，真火归元，在上则肺不渴矣，在中则胃不饥矣，在下则肉不消矣。倘补阴之法不应，正治之法不效，不得不从反佐之法，益火之源，以消阴翳，而投八味救脾胃之药，亦不可缺也，但白术宜慎用耳。张景岳专以救肾为主，而进八味丸，谓枯禾得雨，生气归巅，必须肾中元气薰蒸，津液生而精血旺，三消之症，方可渐愈。不然徒用白虎之方，暂解一时，多服寒凉，反能助火，真火自焚，五脏灼枯，肌肉受敌，络脉不通，荣气不从，逆于肉理，疽发而病不救矣。若其人壮实，脉洪有力，人参白虎，亦未尝不可投，但在临症者神明变化耳。

培养元气，俾薰蒸以生津液精血，愈三消之法，莫善于此，与古法用寒凉者，奚啻霄壤之隔。若实火在胃，第患口渴，即进茶汤，亦可解免，以此思消症，岂白虎所能治者哉。

八味丸 见眩晕

人参白虎汤

石膏一斤，打碎　知母六两　人参三两　甘草二两　粳米六合

上四味，以水一斗，煮米熟去渣，温服一升，日一服。

丹溪方　治胃热，善消水谷。

黄连　天花粉等分，为末　生地汁　白花藕汁

二汁熬膏，入上药末，搜和入牛乳、姜汁、白蜜为膏，徐徐留于舌上，以白汤少许送下。

六味汤 见眩晕❶ 壮水之主，以镇阳光，则渴饮不思。

易简地黄饮子 治消渴咽干，面赤浮躁。

人参　生地　熟地　黄芪蜜炙　天冬　麦冬　泽泻　石斛 枇杷叶去毛，蜜炙　甘草炒，各等分

上㕮咀，每三钱，水煎服。

忍冬丸 治渴疾愈后，预防痈疽。

忍冬根茎花叶皆可用

上用米曲酒于瓶浸糯，火煨一宿取出，晒干，入甘草少许为末，即以所浸酒和为丸，每服五十丸，酒饮任下。

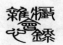

不寐

不寐一症，责在营卫之偏胜，阴阳之离合。医家于卫气不得入阴之旨，而细心体会之，则治内虚不寐也，亦何难之有哉？夫卫气昼行于阳二十五度而主寤，夜行于阴二十五度而主寐，平人夜卧之时，呵欠先之者，以阳引而升，阴引而降，阴阳升降，然后渐入睡乡矣。若肝肾阴亏之辈，阳浮于上，营卫不交，神明之地，扰乱不宁，万虑纷纭，却之不去，由是上则两颧赤，中则胃脘胀，下则小便数，而坐以待旦，欲求其目瞑也，得乎！又尝见初睡之时，忽然跳跃，似惊而醒，医以为心虚胆怯而始有此，孰知有大谬不然者，何也？缘阳升而阴降，阴阳交合，有造化自然之妙，奈营弱卫强，初入之时，契合浅而脱离快，升者复升，降者复降，形体之间，自不觉如有所坠，而斯时复寤矣。明乎此，则治阴虚不寐者，必须壮水之主，以镇阳光。盖水壮则火熄，心

---

❶ 眩晕：底本无，据前文内容补。

55

静则神藏，乙癸同源，而藏魂之脏，亦无相火妄动之患。倘其人本体阳虚，虚阳浮越而不寐，又宜归脾、八味之属，阴阳相济，益火之源，盖阳生则阴长，逆治则火藏，而心神自安其位耳。至于外感时疫而不寐者，乃邪气之耗扰；内伤停滞而不寐者，乃胃中之乖戾。更有喘咳不休，诸痛不止，疟痢不愈，而不寐者，无非本症之累及，但治其受困之由，而无有不酣睡者矣。虽然，治外因者投药易，治内因者投药难，故先君子于阴不维阳，达旦不寐一症，专用纯甘之味，加入犀角、羚羊角、龟板、虎睛、琥珀、龙齿、珍珠之属，以物之灵，而引人之灵，两相感召，神有凭依，诚法中之善者也。彼逍遥散之舒肝，补心丹之安神，温胆汤之化痰，未为不善，是在用之者为何如耳。

头头是道，言言入理，步步有法，至哉。

余夜梦同一道者谈医，于不寐症，犹记几句。云：火熄则气平，心静则神敛，营卫交而心肾通，万虑消而魂魄藏。心依于息，息依于心，高枕安卧矣。醒时思之，觉卫气不得入于阴之旨，确乎不易也。乾隆庚午嘉平月自识

归脾汤 见中风

天王补心丹

生地四两，洗净　枣仁一两，炒　天冬一两，炒　麦冬一两，炒当归一两，酒洗　人参五钱　元参五钱，炒　丹参五钱，炒　茯神五钱　桔梗五钱　远志五钱炒　石菖蒲五钱　柏子仁一两炒　五味子一两炒

炼蜜为丸，每两分作十丸，金箔为衣，每服一丸。灯心枣汤下，食远临卧服，或分作小丸亦可。

类方

如前方内加酒炒黄连二两。

八味汤

逍遥散 _{见眩晕}

温胆汤

陈皮　半夏_{汤洗}　枳实　竹茹_{各一钱}　生姜　甘草_{四分，炙}

上六味，水煎服。

酸酒汤　治虚劳虚烦不寐。

酸枣仁_{一两，炒，研}　甘草_{一钱}　知母_{一钱}　茯苓_{一钱}　川芎_{二钱}

水二盅，煎八分服。

鳖甲丸　治四肢无力，胆虚不寐。

鳖甲_炙　枣仁_{炒，研}　羌活　牛膝　黄芪_{蜜炙}　人参　五味子_{各等分}

上为细末，蜜丸梧大，每服三钱，温酒送下。

胃脘痛

　　胃与胞络近，俗谓之心痛，非心痛也。真心痛则旦发夕死，夕发旦死，无药可救者也。盖阳明中土，乃水谷之道路，多气多血，运化精微，通于脾而灌溉四脏，为后天之本。胃不綦重矣哉，无如人生酒色过度，七情乖违，饥饱不节，胃脘因之而痛，有寒、热、气、血、痰、虫、食滞、内虚之不同，治法虽各别，然总不外虚实寒热气血之间，细为之详辨也。夫痛而虚者，必喜按；痛而实者，必拒按。寒痛者，得温稍定；热痛者，饮冷稍安。中焦寒则气虚不运，或生痰饮者有之，或蓄瘀血者有之，或蛔虫上逆者有之，中焦热则气阻不行，或吐酸味者有之，或吐苦汁者有之，或食停蛔动者有之。如真知其为虚寒痛也，则塞因塞用以补之；真知其为实热痛也，则通因通用以泻之。虚寒而挟食挟瘀，生痰生虫者，以温补药中消之逐之。实热而挟食挟痰，吐蛔呕酸者，以清凉药中攻之伐之。此治胃脘痛之成法也。倘神明变化，则存乎其人耳。虽然，胃间受病，人所易知，肝木凌脾，人亦易晓，苦男子肝肾亏，挟虚火而上逆，妇人冲任弱，挟肝阳而上升，多有胃脘作痛之症，医家不察病原，不识病情，非投辛温耗气，即用清凉败血，愈治愈甚，何其庸也。《内经》曰：冲脉起于气街，并少阴之经，挟脐上行，至胸中而散；任脉起于中极，上毛际，循腹里，上关元，至咽喉。可见胃脘之痛，有自下而上，由肾而胃，隐隐示人勿泥中焦为病也。何也？冲任二脉，与阳明之脉，两相照应，冲任虚则鼓动阳明之火结聚不散，而筋脉失荣，痛之所由生也。治法须填补真元，以生津液，导引元阳，以补真气。如此治法，非胆大心小者，安能知此中之奥妙耶？又有肝阴久亏，肝叶枯燥，抵塞胃脘，痛不可耐者，法宜六味饮，乙癸同治，参乳汤气血双救，高鼓峰之论医者，亦曾闻之乎？大抵肝主疏泄，郁则木不舒而侮所不胜；肾为胃关，虚则精气耗而累及中土。至于气分有余之痛，延胡、香附有奇验；不足之痛，人参、桂、附有殊功；血分有余之痛，桃仁瓦楞可立应；不足之痛，当归、熟地亦取效，而敢云通则不痛者。尽病之情哉！丹溪曰：诸痛不宜补气，此惟邪实气滞者当避之。而曰诸痛皆然，吾不信也。外此有胃脘成痈，疼痛不休，食饮难入者，自必恶寒发热，脉息芤数为别，症不多见，亦不易治也。

议论透辟，一线不乱，一笔不漏。

六味饮 见眩晕

参乳汤 见燥症

拈痛丸 治九种心痛。

五灵脂炒　蓬术煨　木香　当归各等分

上为末，炼蜜为丸，如桐子大，橘皮煎汤送下。

肿胀辨

或问于余曰：肿与胀有辨乎？余曰：肿自肿，而胀自胀，不可不辨也。盖气血流行，脏腑调和，脉络疏通，在外安得作肿，在内安得作胀，而为有病之躯耶？缘其人肾气虚而失开阖之权，肺气虚而失清肃之令，脾气虚而失健运之常，表气虚而外邪易入，于是在肌肉则肿生，在脏腑则胀生。现于外而自知其肿，人亦知其肿也；发于内而自知其胀，人不知其胀也。其肿胀之多端，虚实之各异，风寒、湿热、水、虫、血、食之各种，不详悉言之，何以示后学而知所适从哉？夫风寒外入之肿，则为实症，如头面之肿、发颐之肿、牙龈之肿之属是也。湿热外入之肿，多实而亦有虚症，如疮疡之肿，单腹之肿，痛痹之肿之属是也。若气水虫血之肿，则有虚实两症，如目下之肿，周身之肿，手足之肿，腹皮光亮之肿，肾囊肾茎之肿，腹有青筋红筋之肿之属是也。治法自有各门方药，而以症合脉，为尽善也。然胀病则与肿病迥乎不同矣。肾火衰微，中土虚寒，脾元不运而胀矣，水不生肝，木郁不达，两胁不和而胀矣，阴火灼肺，金气膹郁，喘咳壅塞而胀矣。不特此也，又有湿热在脾胃而胀矣，水饮在中脘而胀矣，瘀血在中焦及虫积在肠胃而胀矣，气滞食阻在阳明而胀矣，大小便不通在少腹而胀矣。外风无胀病也，而胀病亦不一也。大抵肿有形而胀无形；胀者肿之渐，内伤者居多；肿者胀之剧，外感者无与。内伤有胀，而亦有肿；外感有肿，而却无胀。以虚胀而作实治，不肿不已；以实肿而作虚医，虽胀无害。医家务必以外肿内胀，确认亲切，则肿自肿而胀自胀，不有了然胸中者乎，安可不与子细辨之乎。

如剥蕉叶，如抽茧丝，名士名医，兼而有之。

普济消毒饮 见头痛 治风寒外入诸肿，察各症虚实加减用。

壮火温脾汤 治肾火衰微，中土虚寒，脾元不运而胀。

白术三钱，土炒 炙甘草一钱 山药二钱 陈皮八分 芡实二钱
制附子八分 茯苓一钱

水煎服。

加味逍遥散 治木郁不达，两胁不和而胀。

柴胡七分 薄荷五分 当归一钱 白芍一钱，炒 陈皮七分
甘草五分 茯苓八分 白术二钱，土炒 丹皮一钱 山栀五分

共为末，每服五钱。

热郁汤 治阴人火灼，肺金气膹郁喘咳，壅塞而胀。

熟地三钱 麦冬二钱 南沙参二钱 阿胶一钱 五味子十粒
胡桃二枚，打碎

水二盅，煎八分服。

燥湿消中饮 治湿热在脾胃而胀热，因湿燥湿而热自除。

白术一钱五分，土炒 陈皮一钱 茯苓一钱 半夏一钱 苡仁二
钱，炒 白扁豆一钱五分，炒

水煎，食后服。

小半夏汤加茯苓 治水饮在中脘而胀。

半夏五钱 生姜五钱 茯苓三钱

加佛手三片，水煎，食远服。

平中饮 治瘀血在中焦作胀。

人参一钱 白术一钱五分 丹参二钱 瓦楞子一钱，醋淬研碎
桃仁一钱 炮姜八分

水煎服。

宽中安虫丸 治虫积肠胃而胀。

使君子二两，去壳 陈皮二两 干姜七钱，煨 槟榔七钱 乌梅
二十个 木香五钱 南星五钱，姜制

上研为细末，蜜丸，每晨砂糖水下三四钱。

消胃饮　治气滞食阻，在阳明而作胀。

制半夏一钱　陈皮一钱五分　神曲一钱　厚朴一钱，姜炒　莱菔子一钱，炒，研　谷芽二钱，炒　砂仁八分

加煨姜二片，水煎服。

牡蛎炮姜散　治寒秘，大小便不通，作胀，通二便则胀已。

牡蛎一两，煅，研　炮姜末一两

男病用女人唾津调，手内擦热，紧掩二丸上；女病用男人唾津，紧调手内，擦热紧掩二乳上，得汗愈，或内服半硫丸。

又方　治热秘，大小便不通作胀。

取大田螺连壳打碎，入麝香少许贴脐上，以手揉按之立通，内服凉膈散。

胁痛

今夫古书论胁痛一症，不徒责在肝胆，而他经亦累及之。有寒热虚实之不同，痰积、瘀血之各异，支离繁碎，使后学漫无适从，而投剂不验，无怪乎变症多端，伤性命者多多矣。尝考经旨，谓肝脉挟胃络胆，上贯膈，布胁肋。胆脉贯膈络肝，循胁里，其直者，循胸过季胁，是两胁之痛，皆属肝胆为病。内伤者，不外气血两端；外感者，责在少阳一经而已。盖肝为将军之官，其性暴怒，非怫意交加，则忧郁莫解；非酒色耗扰，则风寒外袭，痛之所由生也。使其人而虚寒也者，则内脏亏而痛矣；使其人而虚热也者，则隧道塞而痛矣；使其人而实热也者，或邪气入而痛，或郁火发而痛矣。痛在气分者治在气，寒者温之，虚者补之，热者清之，实者泄之，血药不宜用也。使其人而血虚也者，则肝少血养而痛矣；使

其人而血热也者，则木火内灼而痛矣；使其人而血分实热也者，或邪在半表半里而痛，或满闷惧按多怒而痛矣。痛在血分者，治在血。血虚者以血药补之，血热者以阴药滋之，血实者以苦药通之，气药不宜用也。更有瘀血内蓄，痰饮内聚，及肥气痞气，皆属有形之积，非益血则邪不退。即令气寒而得此，亦宜补阳在先，补阴在后，阴阳两补，痰瘀除而积聚消，胁痛岂有不愈者哉？虽然，操心者常有此症，房劳者每有此患，人多委之莫救，而药投罔效者何也？医家不明肝肾同源，精髓内空，相火易上之理也。故其用方，一味辛香行气，冀其奏功，不知辛能通窍，香能耗血，肝病不已，复传于肺，而咳嗽喘促，甚至血动，斯时有莫可如何者矣。是以初起确认为肝肾之病，宜乙癸合治，用六味加人乳、河车之属，以人补人，以血补血，俾水生而木荣，母实而子安，正治之法也。倘气因精虚，宜用八味加人参、河车之属，阴中求阳，坎中生火，从治之法也。或者谓内伤胁痛，逍遥散乃不易之方；外感胁痛，小柴胡为必用之药，有此二者，可以尽病之情乎？而犹未也。诚以法之运用无穷，方之变化无定，通因通用者，治肝邪之有余；塞因塞用者，治肝脏之不足。而其间必以拒按喜按探虚实之消息；喜温喜冷验寒热之假真，更宜以脉之大小迟数，有力无力为辨，是在医者神而明之，勿泥古法而不化也。且胁痛而及他脏者，亦有之矣；咳唾腥臭者，肺痈也；痛连胃脘，呕吐酸味者，木凌脾也；痛而寒热谵语，如见鬼状者，妇人热入血室也。舍气血而何所补救哉？盖甘可缓中，则木气调达，自然右降而左升；和能平怒，则疏泄令行，渐次气充而血润，胁痛云乎哉。

以韩苏之笔，写轩岐之旨，那得不压倒群英。

六味汤 _{见眩晕}

八味汤 _{同上}

逍遥散

小柴胡汤

痹症

痛痹一症，肝肾为病，筋脉失于荣养，虚火乘于经络而红肿疼痛。若肿痛不红，得温稍定者，又属虚寒也。初起恶寒发热，类于伤寒，多肿痛于四肢经络之间，或左右移动，或上下游行，或脉大而数，或细而数，或细而迟，或细而涩，或大而空，医家认作风寒湿三气杂至之说，概以外邪为治，病势渐增，阴液渐耗，虚虚之祸，有不可胜言者矣。盖风自内动，湿热内生者，属阴虚而有火，表之清之，症变虚损者居多。寒自内发，寒湿内生者。属阳虚而无火，表之消之，症变中风者居多。即令其人体实，果系外邪侵入，表散不应者，虽进大凉之药，痛止而肿消，亦必用扶脾益血之品，以收后效。又有服热药太过，胃中蕴热日深，筋脉不利，不能转移，手足肿痛如锥，苦楚异状，以阳明主宗筋，筋热则四肢缓纵，痛历关节而为热痹也。医家不知清热降火，泥于风寒湿三气杂至之说，非表散风寒，则温经利湿，火上添油，愈服愈热，其症口渴面赤，声高叫喊，大便秘结，小便短赤，脉数大有力，或洪大有力，所谓历节白虎风症，痛如虎啮也。治法宜黄芩、黄连、黄柏、石膏、生地、知母、元参之属，清阳明之积热，降有余之实火，然后热解筋舒，而痛方定。此种极少而慎治，不可不知而误治也。虽然《内经》有入脏者死，留连筋骨间者痛，久留皮肤间者易已之旨，足见内生之风寒湿三气，鼓舞于经络之中者，恐用攻表耗元之药，而脏气空虚，真阴欲竭，外入之风寒湿三气，鼓舞于经络之中者，恐用攻表耗元之药，而脏气受敌，真阳欲脱。况痹者闭也，乃脉络涩而少宣通之机，气血凝而少流动之势，治法非投壮水益阴，则宜补气生阳，非急急于救肝肾，则惓惓于培补脾土，斯病退而根本不摇也。倘泥于三气杂至，为必不可留之邪，而日从事于攻伐，是体实者安，而体虚者危矣，可不慎欤。

探本之论，与泥于风寒湿三气之说者，有上下床之别。

六味汤

八味汤

十全大补汤

四君子汤俱见

清热定痛汤　治脉数有力，历节白虎痛风症，此方主之。

生地三钱　元参一钱五分　麦冬二钱　知母一钱　黄连五钱

石膏二钱　黄柏五分　黄芪一钱，蜜炙　甘草五分

加黑枣三枚，炒陈米五钱，水二杯，煎杯半，空心服。

痿症

痿症是肺热叶焦，两足软弱而不任地，不酸痛，不红肿，与痹症异也。肺气热则通阳明，阳明主宗筋，束骨利机关，阳明为热所灼，而筋脉弛长，痿病大作，是阳明之热，肺热累及之也。下部属肝肾，根由阴亏而髓空，火逆于肺，肺叶焦枯，金不生水，水益亏而火益炽，筋为热灼，未有不痿躄者也。丹溪有东实西虚，泻南补北之法，壮水之主，以镇阳光，火归窟宅，金不受火刑，而阳明亦无肺热之气乘之，宗筋柔和，机关可利耳。譬之弓逢暑月而力轻，逢寒月而力重，此症之筋痿，亦犹是也。痿手者少，痿足者多，痿而不咳，尚可延缠岁月，痿而咳嗽，虚损将成，死期近矣。愚更谓痿病之来，确在筋脉之间，肺热叶焦，亦是肺叶之脉络焦枯，不是肺脏焦枯，若是肺脏其叶已焦，火灼之甚，安有足痿在下，而肺金不咳嗽者乎？尚有十年不咳，而其人

存者乎？《难经》曰：一损损于皮毛，皮聚而毛落，痿果肺脏叶枯，则身中毛发尽皆败落矣，何今日之痿病，独有不然者耶。

发明肺热叶焦之旨，真超前越后，得未曾有。

补北健行汤 治痿症足不任地，真水不足，阳明为热灼而小筋弛长，此方立效。

生地三钱 熟地三钱 茯苓四钱 丹皮一钱 龟板三钱 女贞子二钱 生苡仁四钱 南沙参二钱 丹参一钱 阿胶二钱 山药一钱五分

水煎服。

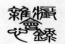

疮闭

疮闭一症，古书不多见。病者得之，十有九死，是为极危极重之候，宜医家之所当辨者。何古人反未之言耶？及考之各方书，惟王肯堂先生有云，患生疮用干药太早，致遍身肿，宜消风败毒散。若大便不通，升麻和气饮。若大便如常，或自利，当导其气自小便出，宜五皮饮和生料五苓散。若腹肿只在下，宜除湿汤和生料五苓散，加木瓜如泽泻之数，如此治法，亦皆治标而不求其本也。夫疮之生也，由于风湿热毒中于皮毛，不时而痒，愈痒愈发，愈发愈多，疮虽有大小之不同，必待毒气尽发，方可渐愈，安得有所谓疮闭之候哉？然任其自然而生者，则任其自然而愈，毒气外达，疮无由而闭。奈何今人不知此症之恶，一见疮发，急用水银、硫黄之属薰之擦之，望其即日而痊，不知毒气正发于皮毛之间，而反用药以禁其所出，则毒不达于皮毛，而内攻肺脏，以肺主皮毛，故毒得以入肺也。然肺脏中毒，则通身肌肉浮肿，咳嗽喘促，胸满壅塞，不能平卧，痰鸣鼻动，小便短少，是外疮虽没，而内毒更烈，当此之时，虽欲求其出而不可得也，不死何待耶？其通身肌肉浮肿者，以肺气中毒，则不能下行清肃之令，而水妄溢也。其咳嗽喘促者，以肺脏中毒，不得宣通，阻碍气道也。其小便不通者，以肺有毒而不能通调水道，下输膀胱也。其胸满不能平卧者，以毒入于肺，则肺叶生胀也。其痰鸣鼻动者，以疮毒内攻，肺气将绝也。以上恶候，极为危险，治之稍失，鲜不误人。临症者，急宜速救肺脏，而兼以解毒，加入鲜发之物，以托毒外出，俾疮尽发于肌表，而不使内攻于肺，庶几可保无虞。倘不知此理，而徒用羌防之属，汗之散之，是人既入井，而又下之石矣。然则羌防之不可用者何也，以邪之所凑，其气必虚，其人体弱也。若实体而投羌防，又何害焉。

疮闭方法，又超人❶一乘矣，神化若此，能无后贤哉。

保金宣毒饮 疮症误治，毒气入肺，诸证悉急，用此方治之，其验如神。

南沙参三钱　麦冬三钱　百合五钱　贝母三钱　笋尖五钱　糯米五钱　鲫鱼一尾

水煎服。

解毒内托饮 体虚疮发，治以内托，预防陷肺，宜用此方。

生何首乌三钱　甘草一钱　当归一钱五分　赤芍一钱　贝母一钱　丹皮一钱　黑豆三钱　忍冬藤二钱

水二杯，煎服。

消风败毒散

人参　独活　柴胡　枯梗　枳壳麸炒　羌活　茯苓　川芎　前胡　甘草　荆芥　防风各一钱

水二盅，姜三片，煎八分，食远服。

升麻和气饮 治疮肿疖疥痒痛。

甘草　陈皮各两半　芍药七钱五分　大黄五钱，煨　干葛　苍

---

❶ 人：底本作："入"，据文意当系"人"之笔误。

术炒 枯梗 升麻各一两 当归 茯苓 白芷各二两 干姜 枳壳
各五钱

《三因方》有厚朴五钱 上咀片，每服一两，水煎。

按：此手足太阴阳明经也，五积散世俗用之，故收入。盖欲燥脾胃胜湿和气，为治疮之要剂，然临症而不通变，恐不合宜也。

五皮饮

橘红 桑白皮 生姜皮 大腹皮 茯苓皮

上各一钱，水煎服。

五苓散 治下部湿热疮毒，小便赤少。

泽泻二两五钱 猪苓一两五钱，去皮 肉桂七钱五分 白术 赤茯苓各一两五钱

上为末，每服三钱，热汤下。

除湿汤 治寒湿所伤，身体重着，腰脚酸痛，大便溏泄，小便或涩或利。

半夏曲炒 厚朴姜制 苍术米泔水制，各二两 藿香叶 陈皮去白 白茯苓去皮，各一两 甘草七钱，炙 白术生用，一两

上咀片，每服四钱，水一杯，姜七片，枣二枚，煎七分，食前服。

肿腮

肿腮一症，是疫病非伤寒也。是清邪中上焦，非风热也。何以辨之？一人病，众人亦病，一村病，村村皆病，气相感召，传染于人，与风寒迥别，为疫病之最轻者。其症初起恶寒发热，脉浮数，耳之前后作肿痛，隐隐有红色，医家不认症，往往误作伤

---

❶ 不：底本无"不"字，于文意不通，今据上下文内容当加"不"字。

寒施治，牙肿混医，体实者表散亦愈，体虚者不任大表，邪乘虚而内陷，传入厥阴脉络，睾丸肿痛，耳后全消，明者或投温里，或投补水，数剂可退；昧者或用疏肝，或作疝治，一服神昏，遍阅方书，又无是症，始终莫解此中机关，而伤人性命者多多矣。若世俗所称大头瘟，头面腮颐，肿如瓜瓠，乃疫病中之最重，岂非为是症之确据哉。又有时疫坏症，神识昏迷，邪陷厥少，从耳后发出，名曰遗毒，治法与肿腮不同，而医者非进甘桔，即用膏连，邪复内陷，万无生理矣。盖耳之前后，虽属少阳，而厥少部位亦会于此。经曰：颈项者，肝之俞。又曰：肾开窍于耳。甘桔牛蒡之属，非元气亏败，遗毒所宜用之药也。余于肿腮体实者，用甘桔汤加牛蒡、丹皮、当归之属，一二剂可消；体虚者，用甘桔汤加何首乌、玉竹、丹皮、当归之属，二三剂亦愈。如遗毒为害，必须救阴以回津液，补元以生真气，俾邪热之毒从肿处尽发，庶一线之生气未断也。大抵初发，辛凉治标，而辛温不可妄投，变病养阴扶正，而温补亦宜善用。司命者神明变化，辨症用药，而不以此症作伤寒治也，则得之矣。

以疫症为患，而误认伤寒为治，是欲登山而扬帆矣，一经点出，乃开千古迷途，功何伟哉。

甘桔汤 见咳嗽

救阴保元汤 治遗毒肿腮。

熟地二钱 丹皮一钱 山药一钱 麦冬一钱五分 南沙参一钱 黄芪一钱，炙 炙甘草八分 黑豆三钱

水煎服。

口角流涎

口角流涎，医以为脾不摄也，而药投补脾，孰知不尽在脾

也。而补脾药多不效，则束手无策矣。盖五液属肾，廉泉通任脉而亦属肾。人生血液之味皆咸，惟舌下之液独甘，乃天一真水所生。身中之至宝，行经络，养筋骨，润肠胃，生精血，灌灵根者也。古人有言：远唾不如近唾，近唾不如不唾。唾即津液也，涎亦津液也，而津液不綦重哉。凡人夜卧之时，心静神敛，则肾气藏而廉泉穴闭，若老年肾阴亏，而气不摄，舌下两穴，窸窣皆开，侧卧枕间，口角流涎，液不藏矣。故道家静坐吞津，舌抵上颚，取廉泉穴开，津液易于涌出，而绵绵纳下，如是可以验涎不摄之故，皆由开而不合也，明矣。第此系经络空虚，受病亦浅，然早衰之象，已见于口角之间，人其可不自惕欤？夫偏中之候，多责在肾水亏，朝夕流涎，流涎者生；设口角干燥，而涎沫不流，复中之祸立至，精液枯，肾气绝，非脾败也。曷不观小儿初生时，口涎终日不断，岂脾虚者乎？亦小儿阳常有余，阴常不足，肾气不实，故涎液妄溢，可为老人偏中之确据矣。或者谓脾开窍于口而为涎，脾中有热，涎为火迫，上溢口角，亦常有之。然必其人肾水素虚，脾中始生虚热，若肾气壮而脾阴足，何口角流涎之与有。经又不云乎：胃缓则廉泉开，廉泉开故涎下，补足少阴，是流涎虽在胃，而实在肾，更可知也。吾故思之，小儿流涎其常也，偏中流涎是病也。老人流涎，老转幼也，吾为老人危矣。

一症自有一症真种子，向来医家俱指脾虚，一经勘破，不啻拨云见天。噫，以予观于夫子贤于轩岐远矣。门人敏识

八味地黄汤 见眩晕❶

脾虽开窍于口，而津液则出于肾。足少阴之气，上交阳明，戊癸相合，而后能化水谷之精微，气不上交，则水邪反从任脉而上于廉泉，故涎下，惟补足少阴以助下焦之生气上升，则任脉下

---

❶ 眩晕：底本无，今据前文内容补。

盛而上之产泉通，则涩下于内，不下于外矣。主此立议，可谓斯道中理拆毫芒。

鼻渊

尝观古人谓鼻渊一症，乃寒凝脑户，太阳湿热为病，皆治标而不求其本，攻邪而反耗其元，于经旨迥乎不合，其说可足信欤。《内经》曰：胆移热于脑，则辛頞鼻渊。明明属之内伤，与外感全无关涉，何医家辛夷、苍耳、防、芷杂投，致轻者重，而重者危，无非泥古书不化，而虚实莫辨，夭枉人命，是可悲也。夫脑属神脏，藏精髓而居高位，鼻为肺窍，司呼吸而闻香臭，清阳由此而升，浊阴无由而上，是为平人。而要非论胆热及于脑，脑热及于鼻者也，盖少阳生发之气，全赖肾水为之滋养，肾水虚则胆中之火无制，而上逆于脑，脑热蒸蒸气化，浊涕走空窍而出于鼻，臭浊不堪闻。涕愈下则液愈耗，液愈耗则阴愈亏。斯时也，头为之苦倾矣，喉为之作咳矣，身为之潮热矣，食饮为之减少矣。而医犹谓之曰风未散也，表药不可缺，寒未退也，辛味不可除。曾不知辛散伤元，有升无降，有阳无阴，肾肝虚于下，而肺气虚于上，虽有卢扁，其奈之何哉？虽然，胆之火，胡为而入脑也，经谓其脉起于目锐眦，上抵头角，下耳后，曲折布于脑后，脉络贯通，易于感召，惟其虚也，则灼脑炙髓，阴液下漏。治法宜戒怒以养阳，绝欲以养阴，药进补水保肺，而藿香牛脑，尤为必用之药，俾水壮火熄，木荣金肃，胆汁充满，而生生之气流行，火自安其位矣。倘脾胃渐亏，阳分渐弱，壮水之法，又宜变通，或脾肾双补，或阴阳两救，庶几于病有济，而不致错误也。且脑为诸阳之会，髓为至精之物，鼻属金气之路，治脑也，补在髓；治鼻也，清在金。脑满可以生水而制火，金空可以化液而制木，而春升少阳之气，与厥阴相为表里，上属于脑，如此则《内经》谓胆热所关，义亦明矣。冯氏有言：鼻渊乃风热灼脑而液下渗，或黄或白，或带血如脓状，此肾虚之症也。斯言极中病情，第此风非外入之风，乃肝胆火胜而热极风生也。若寒凝脑户，湿热为病，较冯氏之说，不啻霄壤之隔。治鼻渊者，其可不知清窍无壅，阳开阴合之理，而深玩味也哉。

治以肾为主，畅所欲言，可补前人之未备。

益气汤 治鼻病过于解散，其治流清涕者，继成浊涕，渐而腥秽，黄赤间杂，皆由渗开脑户，日积月累而致尫羸，用此汤治之。

黄芪一钱五分，蜜水炒 人参一钱 白术一钱，炒 当归一钱 麦冬一钱 炙甘草五分 藿香一钱 五味子十粒

虚寒少入细辛，内热监以山栀。加姜、枣，水煎服。

补脑丸 治鼻渊久不愈者，神效。此上病下取，高者抑抑之治也。

人参一两 麦冬二两，去心 茯苓一两五钱，人乳拌蒸 熟地二两 萸肉一两，蒸 黄芪二两，蜜炙 枸杞子二两，酒蒸 菟丝子二两，酒蒸 鹿茸一两五钱，酥炙 五味子一两，蜜水拌焙 牛脑一具，蒸熟捣入

上为末，蜜丸，桐子大，每服四钱。

失荣

失荣一症，经谓先富后贫，先贵后贱，心志屈辱，神气不伸，而忧煎日切，奉养日廉，始有此患也。夫营属阴血，卫属阳气，脉中脉外，乃往来之道路，故百骸得以荣养，经络得以流通，又何至脱营失精，而病从内生哉？无如禀赋素虚，平日以酒

为浆，以妄为常，醉以入房，欲竭其精，以耗散其真，而郁火相凝，隧痰停结，乃成是症。其患多生肩之上下，初起微肿，皮色不变，日久渐大，坚硬如石，推之不移，按之不动，半载一年，方生阴痛，或破烂紫斑，渗流血水，或泛如莲，秽气薰蒸，病势至此，气血衰败，形容瘦削，未有不毙者矣。盖肝主谋虑，心主血脉，肾主五液，思虑多则伤肝，精神耗则伤心，精液少则伤肾；肝伤则筋不荣而肿，心伤则血不生而枯，肾伤则液不润而塞。漫肿无头，发在关节，病虽在经，根实在脏，譬之树木根摇，而枝叶已先萎矣。奈何医家误认流痰痈毒，药进清凉表散，愈耗阴血，是速其危也。不知流痰之发，坚而痛，痛而红，红而肿，肿而溃，在阴则平塌不红，不肿不痛，数日立毙；失荣则坚久隐痛，皮色如故，数载乃亡也。其见症之不同，治法之各异，安可不细辨乎？初起宜六味归芍汤，久久服之，救其根也；病久隐痛，阴亏者宜左归加生脉汤，补其元也；阳亏者，宜十全大补汤，培血气也。虽然，六欲不遂，损伤中气，枯于外而及于内，耗其气而伤其形，如妇人之乳岩，男妇之瘰疬，皆精血亏而真元败，大筋短而小筋挛，其症岂草根木皮所能胜任哉？若经谓陷脉为瘤，与失荣相肖，但此乃经脉为病，脏气安然，观其所发，皆非关节之处，可以验其轻重矣。

病本难疗，而立论以救之，一片婆心，和盘托出。

六味归芍汤 见中风

左归饮

茯苓一钱五分　山药二钱　甘草一钱，炙　枸杞子二钱　熟地二三钱，或加至一二两　山萸肉一二钱，畏酸者少用

水二盅，煎七分，食远服。

生脉散 见燥症

十全大补汤 见盗汗

吐蛔

吐蛔一症，内伤者，有热、有寒、有虚、有实、有风木所化，有湿热所生，小儿最多，胃脘胁痛者亦复不少，必兼呕酸痰水，轻重不一。治法热者清之，寒者温之，虚者补之，风木所化者平之，湿热所生者清利之。法固善矣，第物必先腐，而后虫生，纵实热为害，先暂治标，而后求本，即虚热为灾，宜急治本，而决无标可求，否则虫可杀，而人独不可杀耶。如时令吐蛔，始得之二三日，壮热如烙，口渴引饮，喜食凉水梨浆，舌苔黄厚，手足冷不过肘，大便秘结，小便赤涩，其人壮实，年富力强，平素无病，脉洪大而数，或细数有力者，乃邪热在胃，虫为热迫，不能自容，上逆而出，宜清热逐疫，邪解热退，而蛔自安，如麦冬、丹皮、贝母、黑豆、甘草、银花、黄泥、黄连、地骨皮之属投之。此治热深厥亦深，胃热有余之吐蛔也。然亦有胃寒之人，二三日吐蛔，在胃而不在厥阴者，即投理中汤治之，勿泥胃热而概用凉药也。如七八日后，身微热，口不渴，不思凉水梨浆，舌苔虽黄厚而润，手足冷过肘膝，出冷汗，小便清，大便利，其人体弱，或平素有病，或属老人，或属幼稚，脉虚大，按之不应指，或细迟，按之全无神者，乃邪传厥阴，胃中寒冷，蛔亦不能自安，宜温胃补肝肾，余邪始退，蛔虫亦安，理中汤加人参、桂、附、丁香、乌梅之属，或八味汤加人参、菟、枸、芪、术之属投之。此治厥阴虚寒大虚之吐蛔也。夫内伤吐蛔，责在脾，而先责在肾。时令吐蛔，治在邪，而先治在正，不知此而遂谓之善医乎？若庸手谓余不明时令一症，而彼竟以时令吐蛔杀人，故愤愤不平，因述内伤时令吐蛔不同治，备言时令吐蛔，有胃病、厥阴病两种，立有一定之治法也，愿诸子熟读是篇，依法救人，庶不错误。倘他日遇时令吐蛔，而仍误投医药，不遵余

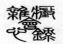

法，岂非以人命为儿戏耶！

景岳云：凡绝处得生，皆在根本真处得之。读此足与相发明。

理中汤 见湿症

八味汤 见眩晕

吐屎

吐屎一症，古书所未载，大约其标在胃，其本在肾，幽门失开阖之职也。经曰：饮入于胃，游溢精气，上输于脾，脾气散精，上归于肺。食气入胃，散精于肝，淫气于筋。食气入胃，浊气归心，淫精于脉。是清者上升而运行精微，浊者下降而变化糟粕，安得秽浊之物，直透幽门逆上，反从清道出哉？无如肾水虚，则火走腑道，无形之火而冲逆者，其常也。无形之火挟有形秽物而冲逆者，其变也。喻氏有地气加天之说，得毋与此症隐隐有合，而倒行逆施，于理法之所无，而病情之所有者，其为幽门关锁之地为病，胃气亏于中，而肾气亏于下者耶。不然者，膈噎之吐，未见吐屎也；反胃之吐，未见吐屎也；脱瘀之吐，未见吐屎也；更有呕酸苦汁，痰饮蛔虫，未见吐屎也。而兹则阴阳错乱，清浊混淆，为医家所不及逆料者，洵为幽门无权，胃液空虚，肾火迫之又迫，而不足以敌直奔之势，从小肠入胃，糟粕随之，已可知矣。治法非救胃则救肾，非正治则逆治。经曰：肾者胃之关；又曰：肾主开阖，开窍于二阴；又曰：清阳出上窍，浊阴出下窍。必待肾阴回而虚火藏，大便通而机关利，清阳升而浊阴降，此理之所必然者。倘认为实热，不顾斯人元气，治标而不治本，尚于攻下，如承气等汤急进，正吕氏所谓矢医，惟知通矢耳，而去生远矣。或者谓诸逆上冲，皆属于火，小肠与心相表里，亦主有火，而淬秽又属火化，可为此症实热之确据。第不知体实脉实，初病属实火者，亦或有之。若体虚脉虚，久病而属虚火者，比比皆是。《内经》病机之条，不可泥看也。彼吐屎之症，又安可概以实火治乎。

创论极确，古人复起，不易吾言矣。

清胃平逆散 治吐屎，初病属火者，此方主之。

生地三钱　丹皮一钱五分　茯苓一钱五分　知母一钱　花粉一钱
杏仁二钱，去皮尖　扁豆三钱，炒　黑豆五钱　芦根五钱

水煎服。

救肾安逆汤 治久病体虚脉虚，此方主之。

熟地三钱　丹皮一钱　泽泻一钱　山药一钱　茯苓一钱　萸肉
一钱　沙参一钱❶　五谷虫一钱四分，酒洗，炒，研末

水煎服。

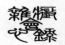

鼓胀脉洪大者生，产后脉数大者死

鼓胀者，中空似鼓，腹皮绷急是也。其症单腹作肿，四肢身面无气，多得之农夫辈。湿热为患，脾土受伤，与中满病在气分之遍身肿，在水分之皮肤亮，而根发于肾者，迥乎不同也。夫鼓胀责在脾胃，乃水谷出入之道路，较他脏之病为稍轻，虚中挟实，较中满之治为稍异，故此症专以救脾阴为主。盖脾阴足则万邪息，脾土健而湿热消，仍宜戒盐食淡，恐助湿而生胀，是以全活者，十中有六七耳。经云：诸腹胀大，皆属于热，诸湿肿满，皆属于脾。《脉经》云：腹胀脉浮大，是出厄也。可见鼓症之脉洪大，皆由湿热积于内，阴血虚而阳气存，脾胃生火，故脉象如是，岂非不足中而属有余之症乎？舟车、禹功等汤，非为此种病

---

❶　沙参：底本无剂量，参其他版本作一钱。

而设乎？若产后脉数大者，则不然，盖产后阴血骤亏，孤阳上越，症则发热，脉则数大，最为危险之候，何也？阳浮而阴涸，营卫之气疾速，致手太阴之脉，反现数大之假象。且胎下之后，内脏空虚，脉细弱者，于法之所宜，是虚症而得虚脉也。脉数大者，于法所不合，是虚症而得实脉也。景岳云：阴阳俱亏，气血败乱，脉必急数，愈数者愈虚，愈虚者愈数。治产后者，可不法景岳乎？倘产后而得血鼓之症，洪大亦凶，数大更危，正经所谓阳络伤则血外溢，阴络伤则血内溢之旨，而实象之脉，万不可见也。彼农夫辈，湿热内结成鼓，与产后血结而成鼓者，以脉合症，又不啻天渊之隔矣。呜呼！持脉有道，虚静为保，得之于手，应之于心，庶指下了然。否则四诊且不识为何象，而欲求其鼓病利于洪大，产后不利于数大者，吾见其茫然指下，而舌辨哓哓，假以为善诊而已矣。

或分或合，确有至理，非同浮论。

舟车丸

青皮　陈皮　木香　槟榔各五分　黑牵牛四两　大黄二两　甘遂面裹煨　大戟醋炒　芫花醋炒，各一两　轻粉一钱

上为末，水法为丸，如绿豆大，每空心温水下，初服五丸，日三服，以快利为度。

禹功散

黑牵牛四两　茴香一两，炒

上为细末，以生姜自然汁，调一二钱服。

十全大补汤　治产后脉数大。

妇人杂症

落三月胎论

今夫男女媾精，万物化生，二气交感，凝结成形，自有造化之妙，原从虚无中来也。《内经》云：二七而天癸至，任脉通，太冲脉盛，月事以时下，故有子。考之经旨，妇人有孕，又当责在少阴，须逐月养胎，冲任坚固，以保无虞，何至未足月而半产哉？第其间情欲感触，胎落者有之；思虑过度，胎落者有之；跌扑损伤，胎落者有之；破胆惊心，胎落者有之，此亦有所因而动，无足怪者。独叶孕三月，兢兢自持，至期必动，医家非凉血则固气，非升举则利气，百药不效，其胎必堕，皆由易于受而后易于堕也。而堕之之故，果安在哉？盖胎系于脾，而根于肾，一年而屡孕者，相火之有余也；三月而屡堕者，相火之过旺也。屡堕而不先不后者，脾土主有信也。缪氏谓三月阳明脉养胎，其人脾土素弱，而相火摇摇，风木侮之，无故自落，岂寻常意见所能补救者耶？必也戒怒以舒肝，却虑以安脾，节欲以养肾，然后用先君子猪肚丸药，清相火以实脾土，土旺则四脏之气皆旺，精自生而气自固，不必虑难安易落之胎矣。虽然，药宜服于未孕之先，莫迟服于已孕之后，所谓未雨绸缪，不治已病治未病也。若巢氏以三月属手少阴脉养胎，虽雄鸡汤可用，而药进不验，书其可尽信乎。余熟思之，土生万物，补脾尤急，土载万物，养胃为先，纵冲任为受孕之原，亦必脾肾双补而更有益。何也？无形之土，能生无形之水，水壮相火亦静，三月易落之胎，变为足月而产矣。且胎落在单月居多，单为阳数，三月又属老阳之数，其人肾阴既亏，脾土既弱，相火又盛，肝木易泄，值此三而九之之候，阳数过亢，阴液受耗，脾中之血，亦复消灼，似难保其根深而蒂固。况庸手更不谙脾为生血之源，肾为立命之根，而徒泥当归之辛，杜仲之温，艾叶之热，以安胎散为神方，而坚守之。遂深信胎无不安也者，岂其然乎。

症无剩义，笔有余妍，缪氏之说，得此更明。

约齐猪肚丸

元参二两，酒蒸　苦参二两，酒蒸　丹参三两　山药三两，炒　谷芽二两，炒　扁豆二两，炒　石斛二两　白芍二两，酒炒　芡实二两，炒　莲肉二两，去心，炒　南沙参四两　锅焦米二两　茯苓二两，人乳拌蒸　人参三两，切片研末另入　甘草一两五钱，蒸

用雄猪肚一具，将药装入，蒸熟捣烂，焙干为末，炼蜜为丸，每早白滚汤下五钱。猪肚先用水酒洗净，装药。

雄鸡汤

妊娠三月为定形，有寒，大便青；有热，小便难，不赤即黄；卒惊恐、忧愁、嗔怒，喜顿仆，动于经脉，腹满绕脐苦痛，或腰背痛，卒有所下，宜服此汤。

雄鸡一只，治如食法　黄芩　白术　生姜各一两　麦冬五合　芍药　人参　茯苓　甘草　阿胶各一两　大枣十二枚，擘

上咬咀，以水一斗三升，煮鸡减半，出鸡，纳药汤中，煮取一半，纳清酒三升，并胶煎取三升，分三服，一日食尽取效。

子痫

窃怪子痫为病，古人谓之风痉，印定后人眼目，牢不可破，害人不浅。即令柔痉所发，原属大虚，并非外风中入。张景岳于此症议论畅快，辨之甚悉，医人熟读胸中，变化用之，以治子痫

也，又何不可哉。夫妇人有孕之后，冲任血养胎元，致肝少血而木火动，摇摇靡定，风象生焉。其症目吊口噤，角弓反张，流涎昏迷，时作时止，如内伤之痫象同，而非厥也。俗医以为外入之风，真属聋聩。试问风入皮毛，则当恶寒发热，何表症未见，而厥少之症叠出，是无孕安然，有胎反病，风果如是耶，症亦无恙耶，真令人不解也。余审其病情，无非肝肾阴虚，阴虚则血燥，血燥则筋失所滋，强直反张，有似于风，而实非风，即风亦属内动之风，而实非六淫之风也。故胎在母腹，阴血愈耗，虚火愈炽，经脉空而为火所灼，致精不能养神，柔不能养筋，而如厥如癫，神魂失守，复又误投外风之药，变症多端，岂非病者之厄哉？且痫与厥症相似，而实非厥，则终朝昏聩。痫则或有醒时，厥则昼夜无声；痫则忽然叫喊，厥回身寒热；痫醒口流涎，其见症之不同如此，而临症安可不细察耶？是以治痫之法，有在阴在阳之别，阴虚者养阴，阳虚者养阳，庶阴液足而真气回，木火藏而虚风定，子安母亦无不安矣。然考之古方，有羚羊角散，以为治子痫之圣药，不知亦错认此风为外入之风，而药多不合。惟羚角一味，入肝舒筋，枣仁、当归补肝益血，与症相投，奈内有防、独，则耗真元，又有薏苡，则下生胎，古方其可轻用乎。呜呼！学古不化，则生人者反杀人，方书尽信，则去疾者反增疾，真纸上谈兵，托诸空言，不能见诸行事者也。

见得明，说得透，灶下之姬，亦当领会。

羚羊角散 治妊娠中风，头项强直，筋脉挛急，言语謇涩，痰涎壅盛，或时发搐，不省人事，谓之子痫。

羚羊角 独活 枣仁炒 五加皮各八分 苡仁 防风 当归 川芎 茯神 杏仁各四分 木香 甘草各二分

加姜三片，水煎服。

宁神养荣汤 治妊娠气血两虚，因而卒倒，或时心神溃乱，恍忽昏运，此方主之。

归身二钱　　人参一钱五分　　麦冬一钱五分　　茯神一钱　　远志甘草汤炒一钱　　熟地二钱　　白芍一钱，炒　　白术一钱，土炒

加桂圆肉五枚，水一盅，煎八分，食远服。

产后泄泻

产后泄泻一症，有外因食滞是也，有内因脾肾虚是也。夫胎系于脾，脾中之血为胎所耗，产后脾土失健运之常，复又食物无节，生冷不慎，致中焦不化，而噫气嗳腐，腹中肠鸣，大便下泄矣。体实辈用平胃散加减，在一二剂之间，不可多进也。体虚辈平日脾土薄弱，产后更弱，而夹食不消者，用长生活命汤投之，百试百效。设纯用楂、朴、槟、卜之属，耗其真元，其人必死，此治外因者也。若内因伤在脾肾，最为产后之恶症，盖脾司仓廪，后天根本，生血液以灌溉四脏。如脾中血虚而生火，则暴注下迫，疾走大肠；如脾中气虚而生寒，则运行失职，完谷不化。产后气血内空，食饮入胃，不能变化精微，升清降浊，而时时频泄，未免下多阴亡，泄久阳亡之患矣。至于肾为生气之原，命火能生脾土，为人生立命之根蒂。产后去血过多，则伤肾中之阴气，因血耗则伤肾中之阳，阴虚者，火必刑金，上逆作咳，肺虚热移大肠，下通作泄。医家不知有肾阴亏虚泄泻之症，一味补土，未见奏功，若误认夹食，更为医中之庸者矣。盖阳虚泄泻，必命火衰微，己土不生，而真气不固，非如阴虚有火者。脉细数，面赤口渴为异也，况阳虚脉必细迟而微，或空大而虚，面色惨淡，手足冷而浮肿，自有症脉虚寒之真象，医家宜细心体会者也。治脾阴虚而有火者，嘉禾饮为必用之药；脾气虚而无火者，六君子汤为必用之药；肾虚而有火者，六味加人

参汤为必用之药；阳虚而无火者，八味加人参汤为必用之药。倘服此而泄泻不止，四神丸用参汤吞下，更为治泄之神丹，再用枯矾、附子、五倍子研末，和面、人唾作饼，贴脐中，无不立验，此治内因者也。《内经》曰：肾者胃之关；又曰：肾主开阖，开窍于二阴。治脾泄者，亦宜治肾，况肾泄乎？补脾不如补肾之说，亦未之闻乎？

内因外因，分开两门，又处处提出产后与平常泄泻不同，精义不磨。

平胃散

苍术五斤，泔浸七日　陈皮三斤，去白　厚朴三斤，姜汁炒　甘草十二两，炙

上共为末，白滚汤调服三五钱。

长生活命饮见燥症

嘉禾饮

苡仁二钱　扁豆二钱，炒　丹参一钱五分　茯苓一钱　白芍一钱，炒　山药一钱，炒　谷芽一钱，炒　沙参一钱　人参一钱　石斛一钱　陈皮八分）　神曲八分　半夏曲八分　莲子七粒，去心炒　甘草五分　黑枣三枚

水煎服。

六君子汤见中风

六味汤

八味汤见眩晕

四神丸

破故纸四两，炒　五味子二两　肉豆蔻二两，面裹煨　吴茱萸一两，汤炮炒

上为末，用大枣百枚，生姜八两煮烂，取枣肉捣丸桐子大，每服七八十丸，空心或食前，淡盐汤或滚汤下。

产后血晕

产后血晕，有虚实之各异。实者瘀血之假实，而虚者气血之真虚也。夫血由气化，气行则血行，气滞则血阻，是血随气流转者也。胎下之后，阴血暴行，气分骤亏，失于运动，故将下未下之血，停蓄成瘀，上冲胸腹作痛，斯时头目掉眩，迷乱心神，眼前生花，剧则人事昏聩，牙关不开。外治或烧漆器，或薰醋炭；内治宜生化汤加失笑散。体素阴虚者，加童便；体素阳虚者，加肉桂；体虚甚者，加人参。世俗惑于用参瘀反不行之说，印定后人眼目，不敢轻用，致元气下陷而脱者多矣，此假实之症也。若去血过多，气孤无偶，察其外症，眼合口张，面白手撒，气出多而入少，手足冷而厥逆，冷汗自出，脉细如丝或浮大无根，此肾气不纳，而肺气不主，根本摇摇，气虚欲脱之象也。治宜血脱益气，阳生阴长，用人参两许，而以归地姜附佐之，庶可救垂危于欲绝，此真虚之症也。要之实中有虚，瘀去而真虚自现，虚中更虚，血枯而真气亦离，切勿信古载牡丹夺命等方，以散血而损人命也，医家其慎诸。

晕因于血，血之瘀，气之弱也。粗工熟能察此？惟先生言之凿凿。

生化汤

当归五钱　川芎二钱　炮姜一钱　甘草五分，炙　桃仁十粒，去皮尖，双仁不用

水二盅，加酒少许，煎好温服。

失笑散

蒲黄拣净　五灵脂拣去砂石，等分俱炒

上为末，每服二三钱，酒煎热服。

参附回生汤 治产后气血暴去过多，急用此方。

人参三钱 熟地三钱 当归二钱 炮姜一钱 附子一钱 白术二钱，土炒 陈米炒熟，水煎服。

产后发热

产后发热，有内伤，有外感，有瘀血，有食滞，症各不同，脉亦迥异，医家宜详辨之也。盖外感发热，因产后空虚，风寒乘虚而易入，其症恶寒发热，头痛身痛，脉浮紧而数，用表药一二剂可愈。若感时令疫热之邪，寒短热长，头痛身痛，口渴谵语，脉浮数，或细数，用扶正逐疫药治之。然所发与血虚发热无异，但此时必疫邪盛行，或为他人传染，或因未产之先，症虽有别，而救元则一也。若有瘀血不行，阻塞气道，或腹中作痛，或经络作肿，亦大发热，其脉芤数，宜去瘀生新药治之。若有食滞发热，必呕吐嗳腐，腹痛泄泻，脉大而滑，宜消导药治之。若下血过多，孤阳无偶，浮越于外，壮热不退，烦躁不宁，谵语不休，渴饮不绝，脉浮大空数，宜大补气血药治之。古人有言，产后类伤寒三阳症，恶寒发热头痛，毋认为伤寒太阳症；发热头痛，乍寒乍热，或兼胁痛，毋认为少阳症；潮热有汗，大便不通，毋认为阳明症。盖由气血两虚，阴阳不和，而类外感，且产后重发汗，汗发则虚，而祸至矣。产后类伤寒三阴症，腹满咽干，大便实，勿专论为太阴症；口燥咽干，勿专论为少阴症；又汗出谵语，便秘，勿专论为胃中有燥屎宜下。数症多由劳倦伤脾，运化艰难，气血枯竭，肠腑燥渴，乃虚症类实，所当补者也。夫产后之热，气血两虚者居多，药宜甘温。阴虚生热者，或有药宜壮水，丹溪大补气血之论，不可泥，丹溪大补气血之论，正可法也。先君子治产后壮热发狂，持刃杀之，用附子一枚，人参一两，童便一杯，一剂霍然，甘温能除大热也。余治侄女产后阴虚发热，口渴面赤，六味汤加童便，一剂成功。壮水之主，以镇阳光也。即如产后感风寒，染时疫而发热，亦必以养正为主，盖正旺则邪不攻，而自走矣。至于仲景论产后有实症，必其人体实脉实，邪可攻者攻之。若其人体虚脉虚，而复又攻之，则杀人之祸，在于反掌间矣，医可不自惕欤！产后发热，用药专以温补为主，亦非确论。大约产后之热，宜从阳引阴，反佐从治者居多，以阴血骤亏，孤阳外越，非大温大补，则虚火不藏，所谓甘温能除大热是也。倘其人阳有余而阴不足之体，一遇产后发热，泥于甘温退热之法，姜桂参附多进，阴益亏而火益炽，热愈不退，宜从阴引阳，壮水正治，方可取效。古人谓芍药酸寒，以为产后忌药，而仲（景岳）谓阴气散失，正当用之，真知阴可维阳，水可制火者也。总之，人生属阴阳互根，不可偏胜，一味温热，知有阳而不知有阴矣。

条分缕晰，著法立方，直是长沙复出。

六味汤 见眩晕

人参当归散 治产后去血过多，血虚则阴虚，阴虚生内热，令人心烦，气短，自汗，头痛。

熟地　人参　归身　肉桂　麦冬　白芍炒，各一钱

加淡竹叶五片，生姜三片，水煎服。

右归饮从阳引阴。

左归饮从阴引阳。

产后发喘

产后发喘，最为恶候。慎勿论实，多有补不及而毙者。此医家不可不知也。盖肺受脾禀，运气生脉，通水道，顺呼吸，清肃

上下，调和营卫，而为平人之常也。若产后，则血亡气脱，呼吸喘急，气不接续，虽主气之司不敛，实由气化之源不纳，根本动摇，阳孤无偶，非同相火偏胜，销灼肺金之比也。夫肺叶开而生胀，卧时头向后，而肺叶贴背，碍气道之路，壅塞难容。坐欲头向前，而肺叶离虚，让气道之路，呼吸稍缓，诚以血海空虚，子午不交，非大补真阴，填实下元，不能挽回垂危于欲绝。第阴血暴脱，真气上越，草根木皮，一时难生有形之血，不若重进参附归地及鹿茸河车之属，急生无形之气，且同类有情血肉为补，庶无根之焰，渐渐归元，而相傅之官，清肃下行矣。倘恶露未尽，败血停凝，上薰肺金，亦令人喘，须进人参生化汤，逐瘀于补元之中，元气回而瘀血通，间有得生，未可知也。若其人平素原有哮喘之疾，因胎下偶受外风，旧疾亦作，宜金水六君煎主之。《难经》曰：呼出心与肺，吸入肾与肝，今产后呼出多而吸入少，卫气无主，大补犹恐不回，而医家不悟，仍以表散之药投之，以迎合病家之意，是耶非耶？

凡喘，症虚多实少，况属产后，而喘忽发，虚耶实耶，庸工何不察也。

人参生化汤

人参三钱　当归五钱　川芎二钱　炮姜一钱　甘草五分，炙
桃仁十粒，去皮尖

水二盅，加酒少许，煎一盅，温服。

金水六君煎

熟地三五钱　当归二钱　茯苓二钱　半夏三钱　陈皮一钱五分
甘草一钱，炙

水二盅，姜五七片，煎八分，食远温服。

产后腹痛

大凡腹痛者，皆责在脾土。而产后耗脾中之血，非大补脾元，难以生阴液，而定痛者也。第痛有虚实寒热瘀血之不同，而用药迥别，苟非察脉辨症，细心体会，未有不杀人于反掌间者矣。夫痛之生也，喜按为虚，拒按为实，喜热饮为寒，喜冷饮为热。而瘀血之痛，则按之为更甚，勿以通则不痛之说，遂谓产后逐瘀为第一义也。盖脾主血而生血，养胎既虚在先，胎下复虚在后，脾元不运，痛而面赤，口渴潮热，大便秘，按之稍定，脉细数等症，无非阴亏而火动，治宜芍药甘草汤，加丹参、沙参、熟地、当归之属投之。自然阴血生而虚火静，营卫调而痛亦止矣。若脾脏虚寒，气不运行，痛而面青白，手足冷，冷汗出，大便泄，按之稍定，脉细迟等症，无非阳虚而火衰，治宜六君合生化汤，加桂附投之，自然元阳回而真气复，营卫调而痛亦止矣。倘瘀血内蓄，积块未消，伤在冲任，脐之上下，乃二脉所由之道，瘀血塞而不行，冲任虚而受困，按之疼痛，虽实也，而实中挟虚耳。治宜生化汤除瘀生新，俾瘀从旧路下走，腹痛亦可止，若一味逐瘀，而不顾元气，将见攻愈急，而痛愈甚，正愈亏而瘀愈阻，瘀愈阻而药愈乱，变症百出，岂能保全乎！临症者，宜视其人平素体气壮实，用生化汤加延胡、丹参，莫不应手取效；视其人平素体虚，用生化汤加人参、桂附，气壮易动，此万举万当之法也。又有小腹有块作痛，名曰儿枕，宜补中逐瘀可也。旧血须当消化，新血亦当生养，如专主攻旧，新亦不宁矣。张景岳云：子宫蓄子既久，忽尔相离，血海陡虚，所以作痛，胞门受伤，必致壅肿，所以亦若有块而实非真块，肿既未消，是以亦颇拒按，但宜安养其脏，不久即愈。景岳之说，深合病情，可见少腹之痛，与脐上之痛，部位虽不同，而瘀血为害，则一也。补中之消，消中之补，并行不悖，斯为医中之良手矣。设无血块，但小腹作痛，按之少止，此属血海空虚，生化汤加熟地、肉桂，取效亦甚速也。《内经》曰：腹为阴，阴中之阴脾也。治腹痛者，其可不知温养脾土而生阴血耶！

产后腹痛，主温养脾土而生阴血，非泛论腹痛，真产后腹痛之论也。

十全大补汤见盗汗门

参归生化汤见产后喘

四物汤

熟地三钱　当归三钱　白芍二钱，炒　川芎一钱

水煎服。

六君子汤见中风门

补中益气汤见暑症

八味地黄汤见眩晕

芍药甘草汤

白芍五钱，炒　甘草一钱

水一盅，煎八分服。

定痛散　治产后恶血不止，腹中作痛。

当归四钱　白芍三钱，炒　肉桂五钱

加姜五片，水煎服。

产后呕吐

呕吐有虚实，而产后之呕吐，虚者十居其九，医家不从症脉详察，而混以寻常止呕定吐之法投之，则杀人之祸立至。虽有良工补救，亦无如之何矣？夫产后脾胃必亏，因去血过多而耗伤

也。脾胃虚而热，则食入即吐，脾胃虚而寒，则食久反出，然亦不可拘也。倘其人平素脾元大虚，加之产后伤气血，脾阴枯而胃阳败，忽然食入即吐，全不纳谷，手足冷，冷汗出，气促不接，脉悬悬如丝，如此危症，乃胃绝之候也。而遂谓其暴吐为有火哉，即令呕吐酸味，虽属有火，而产后之吐酸，多责在胃寒，必须切脉之迟数，或有力，或无力，然后虚实可分。如有火而吐者，宜扁豆、谷芽、沙参、丹参、石斛、陈壁土之类主之；如无火而吐者，宜人参、白术、茯苓、黑姜、肉桂、炙甘草之类主之。薛氏法最良也。虽然，肾者胃之关也，脾胃之病，必推原于肾，肾气壮则水谷入，胃散精于肺，而变化精微，肾气亏则完谷不化，阳火衰弱，而不生脾土，幽门少运动之机，下不通而势必上逆矣。又有肾阳无根，内真寒而外假热，虚火上冲胃口，呕吐不休者，非附子理中汤、八味地黄汤，重加人参，引火归元，而吐未必定也。或者谓败血散于脾胃，不能纳水谷而生吐逆，此说亦中病情。第败血之阻，由元气之亏，非生化汤，则二陈汤加人参、泽兰叶、丹参之属进之，数剂可愈，若用藿香、砂仁、延胡等药，一味破气，正气转伤，非其治也。大约吐而轻者，救在脾，吐而重者，救在肾。舍此他求，岂足谓之善医产后者耶！

症不因产后而生，固可以杂症之法治之。症既因产后而生，亦混投寻常之法，非治也。此呕吐又以救脾救肾为主。

八味地黄汤

二陈汤 见眩晕

附子理中汤 审虚实

生化汤 见产后血晕

加减四君汤 治脾虚产后呕吐。

白术二钱，土炒　炮姜八分　炙甘草一钱　人参一钱　炒陈米五钱，吐甚者加附子八分，水煎服。

产后不寐

产后不寐一症，由于气血大亏，阴不维阳者居多也。夫卫气日行于阳则寤，夜行于阴则寐，凡人将睡之时，必阳引而升，阴引而降，阴阳相引，然后呵欠乃作，渐入睡乡矣。今胎下而血骤脱，阳浮于上，不入阴而常留于阳，是以达旦不寐，烦躁出汗，面赤口渴等症叠见。而医家之治此者，其法果何在哉？盖壮水则火熄而神安，益阴则血足而心宁，六味归芍汤，加童便、人参，无不应手取效。若心肾不交，神志恍惚，补心丹加减，亦为合法。倘血去而孤阳浮越，营卫偏胜，终夜不眠，宜归脾汤或人参养营汤加减，方为尽善。大抵阴虚不寐，阳药不宜轻投，阳虚不寐，阴药岂宜混施？必须察脉辨症，心灵会悟，勿泥呆法者也。此外血块痛而不寐者，治在血也，血行而痛定，可以安卧矣。兼食滞而不寐者，治在食也，食消而痛止，可以安卧矣。兼时疫而不寐者，治在疫也，疫退而热解，可以安卧矣。兼疟痢而不寐者，治在疟痢也，疟痢止而神敛，可以安卧矣。张景岳云：心藏神为阳气之宅，卫主气司阳气之化，凡卫气入阴，则静，静则寐，正以阳有所归，故神安而寐也。又心为事扰，则神动，神动则不静，是以不寐也。故欲求寐者，当养阴中之阳，及去静中之动，则得之矣。彼产后阴血亏而阳火动，非纯静之药，无以制其炎炎之势，虽欲高枕而望其酣睡也，不亦难哉。

产后去血必多，治主纯静之药，以镇动阳，阳不浮越，得其所归，则神安而寐。

六味归芍汤 见中风

补心丹 见不寐

归脾汤 见中风

人参养营汤见中风

产后大便不通

大便不通，在杂症有阳明实热之积，有肠胃瘀血之阻，而在产后，则责在气血之虚也。夫阴血骤脱，气亦骤亏，少阴失开阖之令，大肠少津液之润，是以秘结不解。医家不穷其原，急用硝黄巴牛等药，求其暂通，取快一时，因而重虚其虚，元气更受耗伤，缓则复秘，而变胀满，速则亡阴而致虚脱，甚可悯也。夫产后空虚，新血未生，元气未回，幸得后门坚固，旬日未解，亦自无妨，虽有涩滞，当从缓治，宜用生化汤，加人乳、肉苁蓉以润枯涸。倘气因血耗，传化失职，宜用八味汤加人参、肉苁蓉，以助真气，无不应手取效者也。古人有言，产后大便日久不通，由血少肠燥，参乳汤多服，则血旺气顺，自无便涩之病，真先得我心之同者矣。盖阴血干燥，须俟地道升，而天气降，元气衰弱，更待真阳复而真阴生，此自然之道也。不然，徒知推下一法，而漫无变计，不亦为古人所讥谓之矢医耶。

通以治塞，印定庸工眼目，得此可唤醒其梦。

生化汤产后血晕

八味汤见眩晕

参乳汤见燥症

产后变痉

痉分刚柔，虚者十居六七，而产后之变痉，则无不本于气血大亏者也。当胎下之后，血去过多，阳孤无依，斯时类伤寒三阳症而实大异，类伤寒三阴症而实不同。医家不察脉辨症，始进表汗之剂，继投攻下之药，亡阴亡阳，致气愈虚而血愈耗，筋脉失于荣养，燥极生风，反张强直，口噤拳挛，险症叠出，而命难全矣。夫血液枯涸，大伤冲任二脉，而督脉在背，亦少柔和，因产后而重虚其虚，反有类伤寒太阳发痉之大实症耳。治法责在肝肾，阴阳两救。阴虚者人参六味汤，阳虚者加参生化汤，或十全大补汤，大剂投之。俾真气流转，精血相通，筋脉得以滋润，而恶症始退。《内经》曰：阳气者，精则养神，柔则养筋。产后亡血，而又误汗，误下亡阴，而又亡阳矣。可笑庸手复认作伤寒之症，误治错中之错，杀人之祸，可胜言哉。且伤寒汗下过多，亦变发痉，并宜大补气血为主，则产后之大补气血，更无疑矣。若不因药误，初病即汗出不止而发痉者，乃阳气顿虚，腠理不密，津液妄泄，急用人参养营汤，加附子主之。丹溪曰：产后不论脉症，当以大补气血为主，若产后而变痉症，空虚极矣，舍大补而何所取哉！

痉病多因误汗误下，虚虚之祸，谁实致之？然则实病或侪伍可疗，虚症须参问医王。

六味汤 见眩晕

人参生化汤 见产后发喘

十全大补汤 见盗汗

人参养营汤 见中风

产后瘀血流注经络

今夫血主于心，资于肾，藏于肝，统于脾，而阳明又为多气多血之海，下通冲任，为女子月事，应时而下，受胎之地也。叶孕之后，禀赋虚而肝肾亏，一身气血仅仅养胎，及产后血泄过多，气因血耗，不能逐瘀下出，反流注经络，阻塞关节，斯时恶寒发热，或肿或痛。医家不明其故，概以风寒停滞目之，药非表散，即是消导，岂知血因散而益亏，气因消而益弱，变症多端，而病势危矣。余每遇此症，急进十全大补汤，大培气血，俾脉中脉外，营卫之气，得以通畅流行，而在经在络，蓄积之瘀，不待攻逐而从外自走。成脓而溃者有之，故道而出者有之，十可保全三四，若一味逐瘀，不救根本，如木香流气饮、回生丹之类妄投，未有能生者也。即体气稍实，而产有此症，法宜攻补兼施，或先补而后攻，或先攻而后补，是在临症之权衡也。盖血随气而至，气行则血行，气虚则血阻，欲求其故，可不急急于救元而加之意哉。且恶露而流注于腰臀腿足之处，漫肿结块，宜内服参归生化汤，以散血滞，外用葱熨患处，以消积瘀无缓也，憎寒恶寒，阳气虚也；日晡内热，阴血虚也；饮食呕吐，胃气虚也；食少体倦，脾气虚也；四肢逆冷，小便频数，肾气虚也。阳虚则补阳，十全大补汤加鹿茸、河车；阴虚则补阴，四物汤加人参、白术；胃虚则益胃，六君子汤加炮姜；脾虚则补脾，补中益气汤加茯苓、半夏；肾虚则补肾，八味地黄汤加菟丝子、益智仁。此万全之法也。《内经》曰：营气不从，逆于肉理，今瘀血不从，而逆于膝理者，其为营气不从，乃此症之确据乎。

此症人所难晓，每以产后血虚混之，即知之而亦无此透彻。

十全大补汤见盗汗

参归生化汤见产后喘

四物汤见产后腹痛

六君子汤见中风

补中益气汤见暑症

八味地黄汤见眩晕

辨胸胁痛后临经变症

病本肝肾之阴亏，冲任之脉弱，血海空虚，虚火内发，瘀血阻塞，致肝火挟冲任二脉而上逆，胸胁胀痛。医投利气，胸胁之痛减，非痛减也。利气而火暂降，在腹而胀痛矣。医又投利气，腹中之痛减，非痛减也。利气而火暂降，在少腹而胀痛矣。医再投利气而痛减，非痛减也，血室为利气药所耗，血随气下，而月事亦动，变症百出矣。夫肝主藏魂，少腹乃肝之部位，与冲任及阳明相照应，阴血既行，虚火更炽，复鼓动阳明之火，乘灼胞络，故忽然厥逆，目定神昏，见鬼谵妄。诊其脉不急数，观其症不发热，非外入之疫邪，实神魂之离舍，皆由初治不得其法耳。《伤寒论》曰：妇人中风发热恶寒，胸胁下满，如结胸状，谵语者，此为热入血室，与此病临经谵语相同，岂非阴血亏而虚火为害哉。第时疫乃外邪，有虚而有实，临经乃内发，有虚而无实。彼外入者，仲景犹谓无犯胃气，及上中二焦，况内发者，更属大虚。阴血阳气，万万不可耗矣，初病用逍遥散，无后来之变症也。救逆仍用逍遥散，加枣仁、丹参、麦冬、杜仲之属，舒肝木而益阴血也。若误认风痰食滞为治，气血愈耗，不亦犯《内经》厥逆连脏之旨耶。

认定热入血室为主，故头头是道。

附案

一妇人年二十一，庚午夏六月望日，胸胁胀痛，医用二陈加延胡、川楝、香砂、黑姜之属，胸胁之痛，走入脐上痛矣。又进前药，脐上之痛，走入少腹痛矣。仍进前药，少腹痛减，是夜经动不多，人事昏沉，谵语见鬼。延余诊视，其脉右手细弱，左手弦细，全不知人事，舌常伸出，大便不解，本家疑为时疫，医家疑为停食，莫知所从。余曰：此肝肾素虚，血海有瘀未行，致虚火冲逆胞络，而为厥逆之症，与时疫经期适来适断同也。法宜补阴血之剂，重加当归以通血室，加童便以降虚火。两剂，月事大行，大便亦通，神识清爽，霍然愈矣。盖其人前月经期五十日而动，乃半产也。不慎调摄，虚中挟瘀，至此月临经时欲动未动，火逆昏迷，如有邪祟，而庸手不识初药破气耗血之误，反谓为食阻，为风痰，岂不悖哉，岂不可畏哉。

逍遥散 见眩晕

阴吹

阴吹一症，古书不多见，惟张长沙《金匮要略》云：胃气下泄，阴吹而正喧，此谷气之实也，发煎导之。夫阴器属厥阴部位，精窍通冲任之脉，尿窍通小肠之路，气道不从此出，安得有声而喧？盖由肝肾亏于下，肺气亏于上，致阳明胃气，不能鼓舞上行，而亏于中，下走阴器，直入精窍而出，岂同大肠矢气？经谓浊阴出下窍者可比耶？尝见虚损之辈，久咳经阻，胃气不升，往往多有此患。以言乎肾，则气不摄可知，以言乎肝，则气不平可知，以言乎肺，则气不主可知。是以上咳下吹，气窍相通，阴器隐隐而有声，足见精血之亏，元气之弱，根本摇摇矣，夫阳明为多气多血之海，与冲任血海之脉，同气而相应，下为经而上为乳，变化取汁，血气之实也。喧闻户外，胃气之虚也。魏氏云：谷气之实，其实胃中正气之衰，斯言极中长沙之秘旨。如必谓谷气实，而引导浊气，从大肠出，纵胃气下泄，必由浊道而不致干乱清道，是错认溺窍为病也。第胃气下泄，前阴之膀胱何异，下泄后阴之大肠而终无补于病情，岂仲景当日之深意哉？且肾主开阖，为生气之原，阴器属肝，主疏泄之令，今胃气下走，岂寻常之药，可以奏功，必须培补肝肾，以固肺金，生精益血，以助真气。若阳分多亏，补中、归脾之属可投；阴分多亏，六味、左归之属可用；阴阳两亏，八味、右归之属可服。耗气败血之药，非其治也。倘不咳而窍有声，较咳而窍有声者为稍轻，逍遥、六味皆合法也。虽然，膀胱有下窍而无上口，胃气何由下泄，其从精窍而来，不待辨而自明。男子从无，妇人常有，无非窍空而妄泄。况谷道后通，而前阴之吹者有之。谷道后秘，而前阴不吹者有之。谷气实，胃气安得下泄？仲景膏发煎导引之法，其说似属难明矣，即令胃气从溺窍下泄，小便当随气而共出，何吹时惟有声而无溺，则溺窍而来之说，更属无据。要之胃气者，乃水谷之精气，上输于脾，脾气散精，上归于肺，与肾中生气而互根，得毋因其人水谷之真气衰弱，而以脂膏益血之品，从阴引阳，填补冲任，不使气陷于子宫，直走精门，未可知也。

阴吹一症，人但知气从下泄，而昧于出自何窍，拘泥长沙之文，未有畅发其因者。先生为之条分缕析，可振聋聩，非三折肱良手，安能搜此精义？

补中汤 见暑症

归脾汤 见中风

六味汤 见眩晕

左归汤 见失荣

八味汤 见眩晕

逍遥散 见眩晕

右归饮

熟地二三钱加至一二两 山药二钱，炒 杜仲二钱，姜汁炒 枸杞子二钱 肉桂一二钱 川附子一二三钱 山萸肉一钱 甘草一二钱，炙

水二盅，煎八分，食远服。